JN078250

近想遠望 Ⅲ

レイズ ジャパン アゲイン
― 食料安全保障、医療そして子供の育成

目次

第三章　医療の安全保障　57

第四章　これからの日本の形

はじめに

今世界は地球温暖化による気候変動や干ばつなどの気象災害、政情不安による紛争の勃発と長期化、世界人口の増加、新興国による食生活の変化、未知のウイルスによるパンデミックなど種々の原因で社会活動のあらゆる分野で不安定化が進行していると思われます。

世界は未だコロナ禍の中にあり、またウクライナの戦火も止む気配がありません。

このため世界中の人々は、どこか気の休まる時がないのが実情でしょう。

世界情勢は自国が一番の独裁者の国と、自由・平等・人の権利を重んじ他国と平和にお付き合いする、いわゆる民主主義国家とに分断が鮮明になりつつあります。

今の時間の流れは、私の過ごしてきたそれに比して何倍もの速さで事象が変化しているように思えます。一見解決に向かっているようでも、いつなんどき悪夢が襲ってくるかもしれません。人の心の弱さを見てきた私には、心の変節が容易に起きることを経験してきました。何かの行き違いや弾みで何が起きても不思議ではなく、マグマが爆発する危険性は常に孕んでいると思っています。

要するに世界情勢と我が国の置かれた立場を見渡せば、現在は何が起きても不思議でない時点に至っていると感じています。

過日の内閣府世論調査で「日本が戦争に巻き込まれる危険がある」が三十八・一パーセント、「どちらかといえば危険がある」が四十八・一パーセントで、合計八十六パーセントの人々が近い将来に日本が戦争に巻き込まれると予感しています（二〇二三年三月八日付四国新聞）。

日本国民の約九十パーセントの人々が私と同じような感覚でおられることが分かり、私の個人的な過剰な杞憂でないと少しホッとしています。

私は三歳で世界大戦の終戦を迎え傘寿を過ぎた老脳神経外科医師ですが、物心ついた終戦直後から、一心不乱に働いた昭和、それが果実となったピークの一九九〇年前後、すべてが右肩下がりになった平成・令和の時代を生きてきました。

終戦後日本人は、勤勉を是として汗水を流し働き、一次は「ジャパン・アズ・ナンバーワン」といわれるまでに経済成長をしました。そしてバブル崩壊・負のスパイラルにより、現在では多くの面で新興国に追い越され低迷しているのが現状でしょう。

根本的には勤勉を美徳とする日本人特有の精神性の堕落と現状肯定・慢心があったのだろうと自省を含めて推定しています。相も変わらずテレビでは軽薄なバラエティ番組やグルメ巡り・飽食の時代の話題が多く、今世界が大きな転換期を迎え、生きてゆくのも必死な人々がいる事に思いを馳せる人が多くないように思います。正に世界が転換する分水嶺にいる事を肌に感じます。

我が国の在り方の中心的な問題、例えば政治・経済・国際的協力関係・防衛問題などを論じるのは私の能力を超えており、コメントする資格もなく知識も未熟ですので、言及しません。

私が専門としている医療分野のＳＤＧｓ（持続可能な開発目標）、その他、多くの日本国の安全を脅かす問題があります。どれも日本が存在し続けるには重要な問題です。最近、新たに人口八十億人を超えた世界中の水確保と食料問題などが、国の安全保障問題として大きな危機感で論じられるようになりました。

日本の食料事情が心配です。私は医療の世界で四十年過ごし、その後、ＪＡグループ香川（香川県の農協組織）の一員であるＪＡ香川厚生連で病院運営に携わりました。その間日本の農業の在り方や食料の問題にも触発されました。その様な人生経験も踏まえて食の問題にも大きな関心があります。そして長年自分の時間を過ごした医療の国際的な将来の問題についても言及したいと思います。私の小さな一個人の人生の足跡から、何か将来に光明を見出すヒントが得られないか、長年考えていました。

我が子・孫の時代にそうなるかもしれないとの恐れと、万一の場合その状況を乗り越えてゆく知恵や私の想いを少しでも伝え残すことができればという一心で筆をとりました。

　第一章では、私の子供の頃の自然・躾を伴う社会の有り様を思い出し、現在のそれとの違いに焦点を当て、将来子供の育成の参考になればと願います。第二章では、現在注目されている食の安全保障について、第三章では、医療のＳＤＧｓ（ある意味で国際安全保障）、第四章で私がこうあって欲しいと願っているこの国の将来の在り方について記しております。

　拙文ではありますが将来への何かを掴んでいただければ幸いであります。

第一章　自然・人間関係構築の昔と現在

自然環境の今昔

人は育った自然環境や人間関係に大きく影響され、特に幼少期のそれらはどのような大人に成長するか重要な視点であろう。私自身欠点だらけで、決して皆さんに自慢できる人間でないことは、重々承知していますが、長年にわたり多くの人材育成に関わり、今では彼ら・彼女らが社会の一員としてまた指導者として広く活躍している姿に、私の生きざまも少しは役に立っているのかなと思う今日この頃です。それでは子供の頃から話を始めましょう。

これから述べる私の歩んだ時間は、あくまで四国の片田舎での想い出であって、大都市で育った人々とは自然や社会環境が異なりますから、当然異質のものになるでしょう。然し子育ての本質においては、形は異なっても普遍的なものがあると思うのです。

私は四国遍路七十一番札所弥谷寺の麓にある旧大見村で生まれ、祖父母、父母、兄弟四人計八人の大所帯でした。四人兄弟の次男で、自他ともに認めるやんちゃ坊主でした。終戦時三歳で正に育ち盛りでした。

戦後の農地解放で、当時の私の家には桑畑を開墾した芋畑、年に何升かとれる水田と小さな菜園しかありませんでした。従って、放課後祖父に連れられて、桑の根や松の根っこを掘り起こして家で使う燃料にしたり、芋を植えて収穫していました。田畑の無い我が家では、その様にして耕作地を確保して、飢えをしのいでいました。その当時のひもじさを思い出すたびに現在の食生活が何と贅沢になったものだと、感慨深いものがあります。

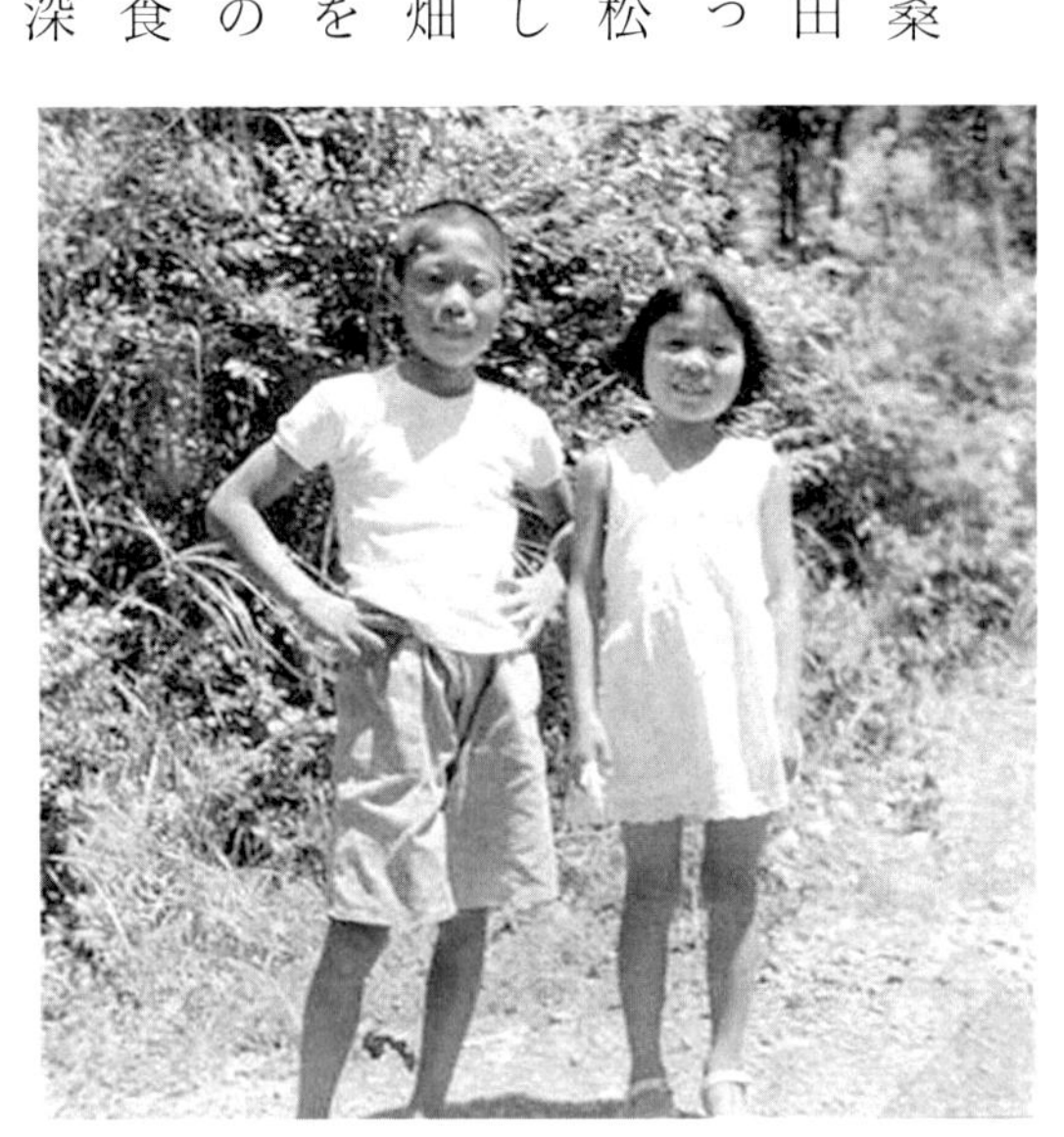

小学校低学年の私と妹。腕白であった

従って、育ち盛りの子供の頃は、毎日が空腹で食べられるものは何でも口に入れました。

その頃子供たちの合言葉は「腹へった」でした。小学生低学年の時の記憶として、学校に昼弁当を持参できない子供は水を飲んで、校庭で遊び授業時間になると教室へ帰ってきていました。食べるものがないということは、子供心にも何とか生き抜く算段をしなくてはと思わせたのでした。

小学校入学前後の自然は現在よりはるかに豊かで身近にあって、あぜ道や山に生えていた草木の中で、食べ得るものはほとんど口に入れました。時には食に不適切なものを入れ腹痛や下痢に悩まされたものでした。こんな子供時代を過ごすと、どの時期にどの山に行けば何が手にいるかしっかり覚えていて、空腹を満たしたものでした。中でもおいしかったのは、桑の実、枇杷、山桃、柿、栗などでした。今の子供たちは普段山に遊びにいかないし、危険な場所にあるキノコに手を出さないでしょう。ましてやその辺の草花が食材になることを知らないだろうから、その意味では飢饉になった時には、私の時代の人たちは、生きるすべを知っているのです。

子供の頃、空腹につられて多くの時間を過ごした近くの子供の神様を祭った「津島神社」周辺の海、山、川、池、それらは私の縄張りでした。歩いて三十分位の海に

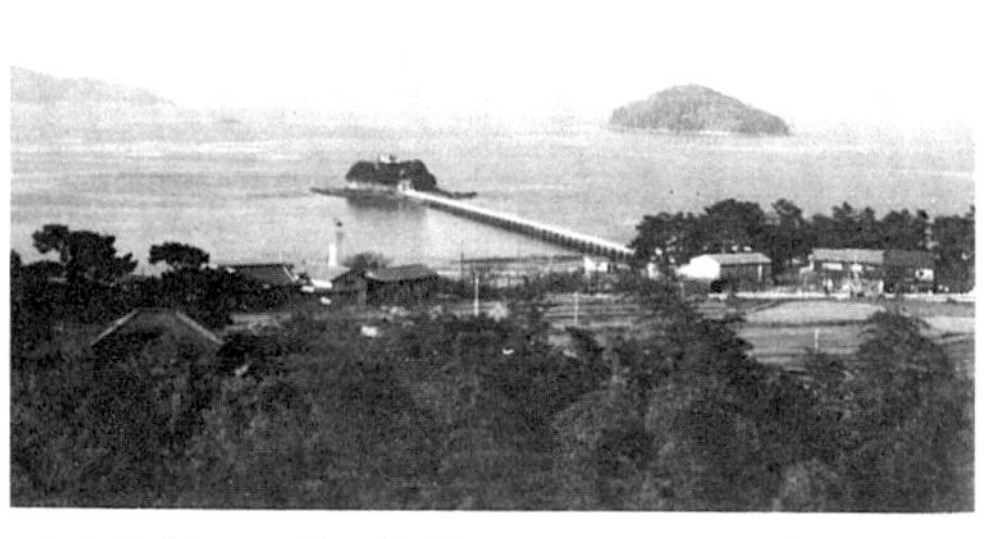

津島神社。子供の神様で200メートル沖にあり、その周辺は私の遊び場であった

行くと、すぐバケツ一杯のアサリが獲れ、時には足でクルマエビを踏んづけて捕獲したり、ナマコまで獲れました。これらの獲物は一家の食卓に上がり、子供心にも何か役に立っている満足感に満たされました。貧しい食卓を囲んで一家が集まり、一日の出来事をそれぞれに話し、今思うと本当に温かい心の通い合う団らんの一時でした。大人たちの話から近隣の出来事やそれに対する意見や感想は、子供の社会性を育む良いひと時でした。そうした機会が重なって次第に社会の常識やしてはならない考えや行動を心に蓄積していったのでした。

　残念ながら、現在では近海では、アサリも少なく足の裏を刺されながら獲ったクルマエビなどは夢物語になってしまいました。

　川もすっかり様変わりしました。昭和の川は多くの小魚が住んでおり、遊びと食用のために水に親しんだものでした。釣りでは、鯉、フナ、モロコなどが釣れ、家の横を流れる川ではシジミ貝が獲れました。川岸には草木が日陰を作り、水草・藻らも育ち、魚

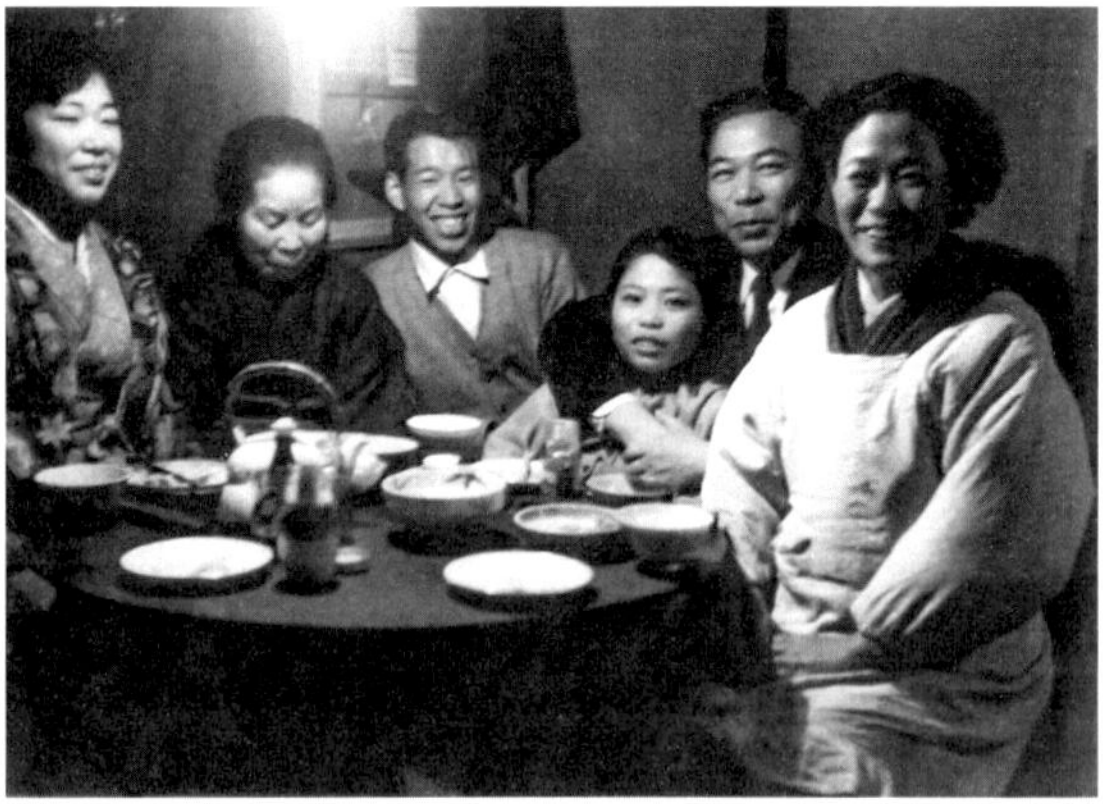

親戚を迎えての一家団欒

たちの格好の住処になり、竹で編んだじょうれんで川に入り魚たちを獲っていました。ドジョウは竹籠に炒った米ぬかやタニシを潰した物を入れ、前夜何か所に川底に沈めておくと、翌日には、ドジョウ、ウナギが入っており、獲れた時の心躍る瞬間は忘れがたい記憶になっています。夏バテ予防のドジョウ汁は、ゴボウ、ネギ、うどんなどと炊き込むと、少々脂濃い汁になりましたが、格別な美味でした。

現在では川底はコンクリートが敷き詰められ、川岸も誠にきれいに整備され、味もそっけもないし、魚たちの住処はなくなってきました。私たちが子供の頃にふんだんに獲っていたドジョウやメダカが絶滅危惧種に指定されるような時代になって、今の子供たちには、楽しい経験ができない可哀そうな環境になってしまいました。治水のためとは言え、大切な自然を壊してしまい、私たちの子供の頃のように、自然の中で育てられていない現在の子供たちが可哀そうでならないのです。

豊かな自然の消滅と共に生活の一部であった小動物たちも少なくなってしまいました。うるさい位のカエルの鳴き声、キシキシと聞こえるバッタの飛び跳ねる音、ミズスマシ、ゲンゴロウ、カブト虫、カマキリ、そしてモンシロチョウもすっかり少なくなってきました。

小学校に行く時には、腰に長い針金をぶら下げマッチをズボンに入れて行きました。

下校時に田んぼの中に無尽蔵にいるイナゴをとらえ、それを針金にさして持参のマッチで落ち葉を焼いて炙って食していました。それは空腹を満たす美味しい蛋白源でした。

また鳥たち、特にやかましかった雀たちはどこへ行ったのでしょうか。時に街中で見かけることはありますが、その様な時には旧い友人にあったような気がします。理科の宿題はモンシロチョウの幼虫から羽化までの世話と観察が定番でした。現在も一部の学校で実践されていると聞いていますが、めっきり数が減ってきたように感じます。

私の小さい時の口癖で、「動物園の園長になる」と言っていたと祖母からによく聞かされました。

山野で見つけたあらゆる野鳥の雛を持ち帰り、練り餌を工夫して育てていました。その他、めじろ、鳩も多く飼いその食費の捻出に家の手伝いをして苦労しました。すべてがうまく育つわけでなく、成鳥になるまでに多くの鳥たちは死にましたが、子供心に生と死について、思索をめぐらせた時でもありました。大人になって人の生と死に対峙する時、子供の頃に感じた生命の尊厳に対する想いは、医療者としての生き方に大きく影響を与えたのです。

祖父は水萩が好きで、家の横の川で育てていました。うすピンクの小さな花は初夏から秋にかけ、毎年季節の便りを運んでくれました。萩の花を見るたびに祖父の後ろ姿が思い出されます。

最近スーパーで売られている野菜に自然の匂いがないのはなぜでしょう。世界各国や国産の野菜が並べられていますが、どれをとっても土、太陽、風らの匂いが無くなりました。子供の頃に食べたとれたてのキュウリやトマト、エンドウにも独特の青臭い匂いがあり、自然・太陽が育んだ作物を五感で味わいおいしく頂いたものでした。一年中食べられるという利点はあるものの、季節感、旬のものを頂くという感動はなくなってしまいました。

この様な日常生活の中で、自然の摂理、脅威、恵みを教えられ、育まれ生かされてきた自分の時間を想う時、母なる大地・自然の営みに感謝し頭を垂れるのです。

子供を育てる社会環境の変化

先ず私の子供の頃の社会風情、そして大人の子供への関わり方、最後に子供同士の

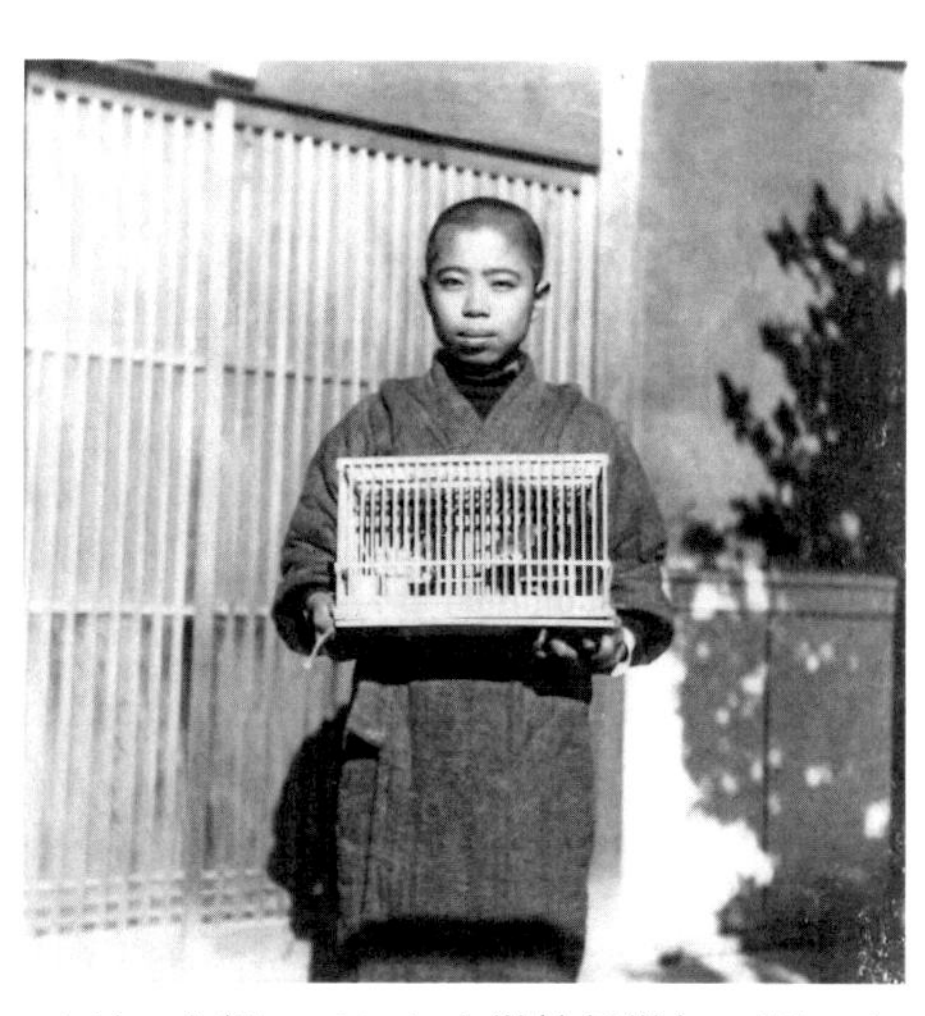

メジロを飼っていた小学校低学年の頃。メジロは現在、鳥獣保護法により2012年より飼育が禁止されている

付き合いについて話を進めましょう。

子供の頃の楽しい思いではたくさんあり、特に神社・お寺さんのお祭り、植木市や高瀬大坊市などの催し物、校庭での映画の上映、夏の盆踊り、小学生の学芸会、遠足、修学旅行（記憶にあるのは、栗林公園、屋島、高知の桂浜くらい）など多くのことが思い出されます。

秋祭り近くになると、習い太鼓の音が夜の静寂の中に聞こえてきて、子供も大人も何かお祭りが近くなってきているのを感じ心弾ませたものでした。日常の労働以外特に娯楽の無い時代だったので、皆が心待ちにしたのでした。地域別の御神輿が準備され、太鼓、獅子舞、子供の太鼓、うち手、鐘や笛など賑やかに奏で大勢で各家を巡

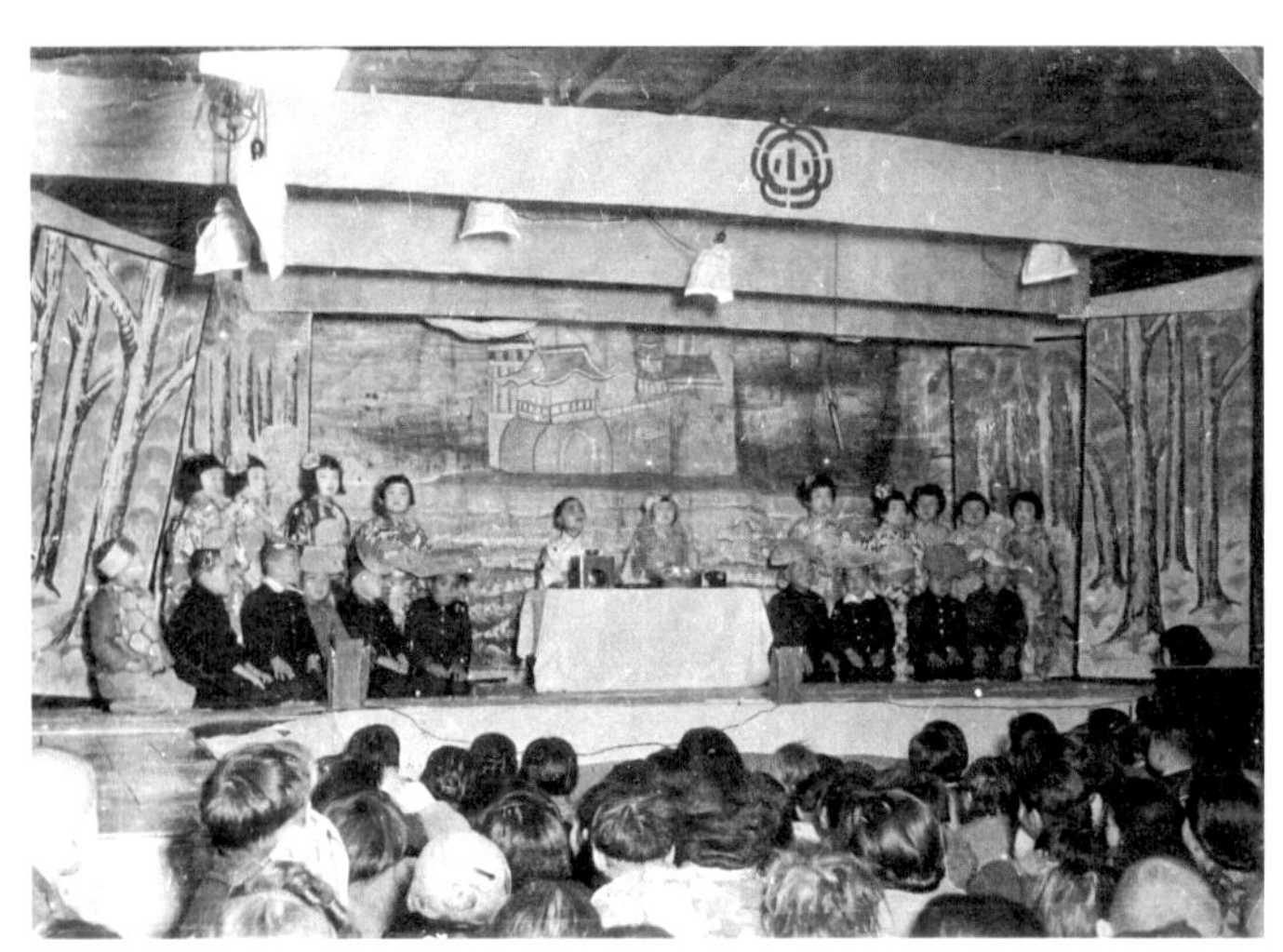

小学校一年生の学芸会にて浦島太郎を演じる。多くの村民が鑑賞してくれた

り、踊り囃子で家内安全・豊作を祈願していました。大人も子供もとにかく総出で家族同様の雰囲気でした。神社・お寺には、市が立ち、綿菓子、焼き栗、駄菓子、味付きスルメを売る店、おいしい匂いにつられたおでん屋などたくさんのお店が並び、普段静かな山村は着飾った人々で一杯になりました。この様な行事には、集落総出でそれぞれ持ち場や役割が定められ、それを務めあげて地域の住民としての関りを保っていました。

この様なお祭りを通して、普段は顔を合わせないがこんな人が住んでいる、地域住民の関係や親戚など、人間関係や構成が目に見えるように頭に入ってくるのでした。即ち地域住民の絆が強く、いざ何かあれば助けあう、知恵と協力の関係ができていたのです。近隣の人々の関係も濃厚で、お祝い事があれば一緒にお祝いをする、貰い物があればおすそ分けするなどが当たり前として根付いていたのです。冠婚葬祭は地域のあるいは自分の家のものとして、仕事を休んでも助け合って生きていました。

従って、地域の子供たちは自他の区別なく、あるソサイティで面倒見るのが当たり前だったのです。大人は誰の子か名前まで覚えていて、登下校や遊びに夢中の時のときにも、知らない大人に名前を呼ばれ、注意やお説教をされました。当時学校の宿題は少なく、放課後は結構遠くまで遊びに行って、つい遅くなると早く帰るように見知らぬ大人に注意されたものです。

子供の遊び方にしても、みんな仲間を巻き込んで、複数で遊ぶのが普通でした。Sけん、缶蹴りごっこ、ドッジボール、後になると野球のような三角ベースなど多数の子供たちが参加する遊びが大半であったと記憶しています。その様な中で、身体的にハンデイで参加できない子には、それに応じた遊びの中のポジションを考え、皆でわいわいやっていました。グループの中にボス的な人がいて、子供社会をまとめ、間違っても手傷を負わせるような出来事は覚えがありません。この様な社会が成り立ったのは、今思うに大人の社会が先に述べたお祭りや冠婚葬祭の折の家同士の付き合いで、身内意識やお互いに助け合うという習慣が根づいており、長年の歴史の中でさらに培われていったのでしょう。子供たちの繋がりもそれに倣って、ある意味では身内感覚であったのでした。

それに引き換え、現在では地域の自治体活動、住民の連携や関りも希薄になってしまいました。一つには家族構成の変化（核家族のような小規模化）、人口減少、年代別人口の偏在、面倒な会合や一言を持つ人への敬遠など色々背景があると思いますが、個人レベルではもっと親しい仲間や隣人何でも話せる友人が欲しいと思っている方々も多いと思われます。

私の子供時代を一言葉で言えば、子供は家・社会の宝で、皆で育て、教育・躾ていくのが、大人の責務であると言う社会のコンセンサスであったように思います。社会全体にゆとりがあって、少しのことは大目に見て、周囲の大人が温かく見守ってくれていたような気がします。そして、子供はおおらかに育ち、自分たちの守るべき規範は餓鬼大将の先輩から教わり、そのシステムが継続して受け継がれていく社会でありました。むしろ親たちは放任主義というか、子供たちを親の思惑の中に入れず、横で見守るという姿勢であったように思います。従って私は個人的に子供の虐待など知らないし、あってもごく例外的な家庭内の出来事だったと記憶しています。

私の小学生の頃を思い出しますと、終戦直後という背景もあったのでしょうが、わんぱく者であった私は先生に竹の根を短くした鞭でよくお尻や背中、時に頭を叩かれました。それは痛烈に痛く背中や腕にはくっきり打たれた跡が残っていました。私だけでなく今でも同級生は「あの時は痛かったの…」と言っているので、今となっては印象深い思い出の一つです。そして家に帰ってそのことを話すと、「お前が悪い」とまた

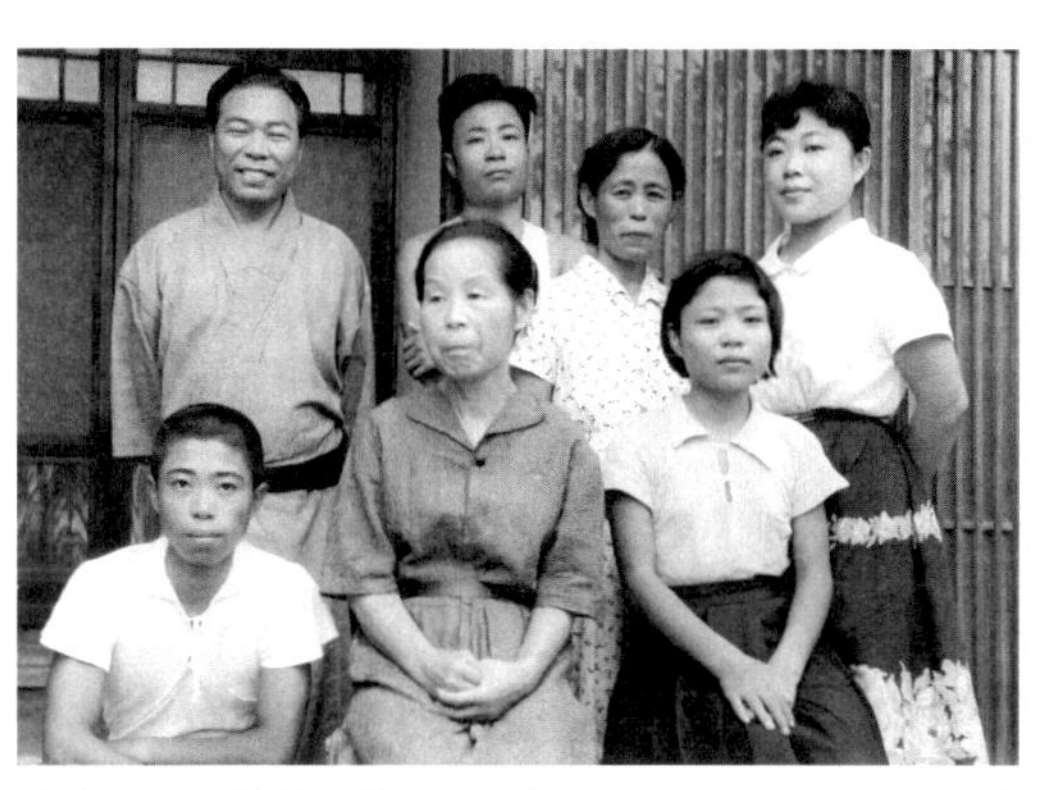

家族一同の集合写真（この時には祖父は逝去していた）

ぽかりでしたから、傷は殆ど舐めて治しました。

何をお話ししたいかと言いますと、決して暴力を肯定するものではありませんが、子供の頃の経験で痛さを知ることも必要ではないかということです。

こう書きますと必ず「今は昔と異なる」あるいは「旧い社会での出来事」と言われます。然し実際自分が苦痛を味わうと万一その様な状況に至っても、後遺症を残す重症や死亡に至るまでの回復不可能な傷害までは手を下さないのではないかと思うのです。「愛情ある頭なでなでくらい」は許されていいじゃないですか…。

一方、現在の子供たちは大声で叫んだり泣いたりする機会が少くなったと思います。情報通信技術（ＩＣＴ）の進展で、子供のネットゲーム依存症が社会で取り上げられるようになりました。私は先に書いたように、遊び道具は自分たちで工夫をして、多くの友人が集まって、顔の見える関係で育ったので、ＩＣＴで構成された画面を見て、黙々とゲームに夢中になる姿に違和感を覚えます。スマホ自体は人々の繋がりを容易に広げ、情報取得に便利である反面、悪質な中傷やフェイクニュースにも操られ、時にはなりすましとなり、多額の請求書が送られてくるという犯罪まで発生していて、利便性以外に負の側面が多いのはご承知の通りです。時には犯罪の手段として社会生活を混乱に貶める副作用の側面があることを理解する事が大切です。

一枚の手書きの葉書、一通の手紙が受け手の心をどれだけ安らかにすることか…。是非時には自筆で親しい人に近況報告をして欲しいものです。若者には、ゲームの時間以外は本を読みなさいと言いたい。ある人は「心の琴線に触れる一冊の本に出合うために、九十九冊の本を読むのだ」と言っています。若い頃、感銘を受けた一冊は一生の宝ものであり、人生の道標にもなるのです。現在では、少子高齢化・人口減少の時代になり、コミュニティの関係の希薄化が進み、他家の子供に関心がなく、我が子一辺倒であるか、子供を育てる責任と自覚のない若い親が増えてきているように思います。

最近、放任、ネグレクト、体罰、虐待などがよく報道され、このような親を誰が育てたのか、社会全体で考えなければいけないと思います。時期的にいわゆるゆとり教育を受けた親の世代で、経済が委縮してゆく時代、努力しても報われない時代、サクセスストーリーに無縁な時代と重なって見えるのです。

先に触れたＩＣＴ発展の時代に入り、情報過多で社会の雰囲気が容易に変動し、会社や組織が縮小や退場する社会で、社会全体の不安定さや将来への不確実性などが精神的なゆとりを奪ってしまったかも知れません。マスコミの情報過多や社会の影の部分の報道の仕方などによるところもあるのでしょうが、その結果せせこましい社会になり、仔細なことで逆上し、短気で情緒不安定者が増え、自分自身を振り返る時間を失っている人々が少なくないと感じます。

子供たちが次世代を背負って行けるように、社会全体の責務として教育現場、それを受け入れる社会全体の在り方が問われています。これからの日本に絶対必要なのは、「人材養成」であることを社会のコンセンサスにすることに異論はないと思います。

人の一生はことほどさように人と人の心のつながりで規範されていると思います。そうです、子供には精一杯の愛情を注ぎ、人の心のつながりの大切さを覚えさせるのが肝要と思います。その積み上げが次世代を育てる素地になるのです。

人の感性や情緒は幼児期(三～五歳くらいまで)に大きな影響を受けると言われます。昔はどの家でも数名以上の人が住み、何世代か同居していました。私も祖父母、父母、兄弟四人の八人の家族で幼児期を過ごしました。毎日の生活を振り返ると、様々な日常の場面で家族が交代で面と向かい合って関与し合う時代でした。家庭内でもそれぞれ考えの違いがあって、一歩外に出ると仲間との交流で個性が育まれる社会状況でした。現在は家族単位が格段に小さくなり、話し合う人も限られ小さな時に多くの人に触れる会う機会が少なくなってきていると思います。

人は子供のころから多くの人に接し、自分の進み方を考え、自然に社会の中での自分の社会や規範を作り上げてゆくものと思います。私たちは将来を託す若者に、多くの社会の在り方を実際に接し自身で鍛え上げてゆく力を育む環境を提供せねばなりません。

　思い出せば私の子供時代は貧しいが豊かな自然に囲まれ、その中で家族や周囲の人々の薫陶を受け、人間形成ができたのでした。

　一方、世界中のどの国（例えばアメリカその他の先進国）にも当てはまるのですが、人々の都市への移動は大きな潮流になっています。少なくとも日本では、昭和三十年頃には三大都市圏の人口は約三十七％であったのが、現在約五十二％となっており、その傾向はさらに続くと予想されています（下図参照）。その様な地域では、私が経験したような自然の中に抱かれた野性的な生活はできないであろうし、前にも書いた子供を地域で育てる濃厚なお付き合いも困難なことは容易に想像できます。然しその中にあっても、私を育てた様々な因子は異なる形で子供の育成に関与し続けていると思うのです。例えば、学園祭、クラブ活動、地域での子供会、指導塾での子

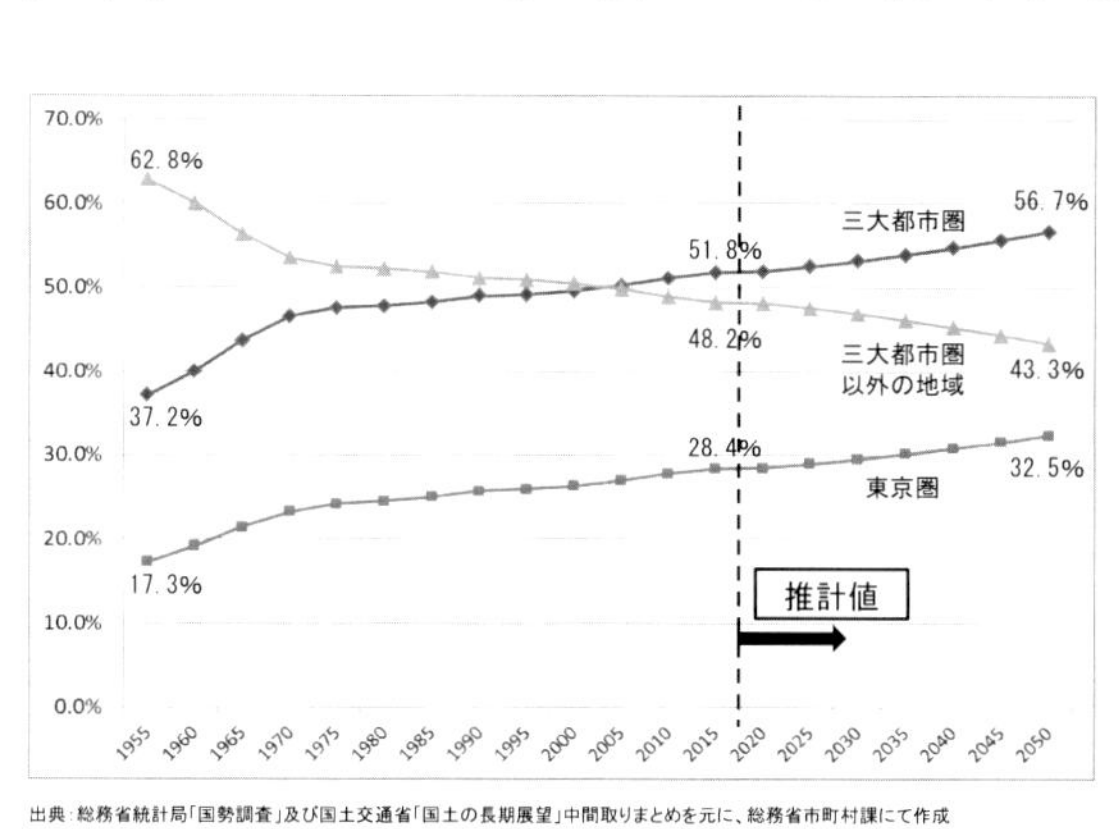

三大都市圏および東京圏の人口が総人口に占める割合
出典：総務省ホームページhttps://www.soumu.go.jp/main_content/000452793.pdf（2023.10.5参照）

供同士の交流、そして地域ごとの祭礼や趣味を通しての交流など様々な取り組みがなされているのです。

大都市圏には自然が身近でなく人々の人間関係は私が経験したそれより希薄かもしれません。特にＩＴ時代を迎え生活環境に大変化が生じています。その様な中でも、家庭、ご近所、コミュニティで人の育成は国家百年の計として、温かく見守り育てていただきたいと切に願うのです。

一部の若者が自分の卓越した能力にめざめ、自分に合ったトレーニング法で、世界に誇る成果をどんどん出しています。この事実は、日本の将来を劇的に変える決意を持った若い人材がどんどん輩出していることを示しています。

即ちスポーツ、芸術、アニメ、漫画、その他、日本の若者が発信する日本独特の文化などがありますが、我々の時代には及びもつかなかった十代・二十代の若者の世界での大活躍に、日本人の潜在能力を世界中へアピールしていただきたいと心から拍手を送っています。

第二章　食の安全保障について

私はＪＡ香川厚生連に三年間所属した関係で、最近ＪＡグループ香川食料安全保障アンバサダーのご下命がありましたので、日本の食について知り得る範囲でお話ししたいと思います。

二〇二三年元旦にＮＨＫテレビで放映された食の安全保障に関する世界及び日本の識者の対談を拝聴して、新春のお祝いの気持ちが吹っ飛んでしまいました。

そこでは、将来の日本の食料危機について論じられていましたが、世界の識者から「日本人は料理上手だから将来耕作地を増やし雑草を食べ、昆虫を食べればいいのでは」という発言がありました。馬鹿にするなと少々憤慨しましたが、正に私の子供の頃の終戦直後の生活（イナゴを食し、道端の雑草も口にし、松や桑の根っ子を掘り起こし、耕作地を確保した）が蘇ってきた次第です。実際ある高校でコオロギを食する試みもテレビで紹介されていました。コオロギ食について、二〇一三年に国連食糧農業機関（ＦＡＯ）が食肉に似た成分で既に推奨していました。

先に触れたように、私はＪＡグループ香川の一組織で、二病院を運営する厚生連の責任者として、ＪＡグループ香川の方々に農業産業の難しさを含めて、種々教わる機会に恵まれました。

昔から「医食同源」という言葉があるように、健康維持にはバランスの良い食材を用い、カロリーや体に良い栄養配分を考慮した食事をいただく事が、健全な毎日を過ごす大前提と信じています。体調を崩したり、精神的ストレスがあると食欲がなくなり、体は即座に食欲の有無で反応することも常に経験しています。「初物を頂くと七十五日寿命が延びる」と言われています。旬のとれたての食材がどんなにおいしいか体はちゃんと覚えています。然し現在日本で食材の確保が怪しくなってきています。

日本の食料安全保障

ＦＡＯによると食料安全保障とは、すべての人がいかなる時にも、活動的で、健康な生活に必要な食生活上のニーズと嗜好を満たすために、十分で安全かつ栄養ある食料を、物理的、社会的及び経済的にも入手可能であるときに達成される状況と定義されています。そして次の４つの要素が十分に満たされている時、食料保障された状態（Food

Security）にあるとされています（FAO Food Security, FAO Policy Brief, June 2006 Issue 2 参照）。

1．Food Availability（供給面）
適切な品質の食料が十分な量供給されているか？

2．Food Access（アクセス面）
栄養ある食料を入手するための合法的、政治的、経済的、社会的な権利を持ちうるか？

3．Utilization（利用面）
安全で栄養価の高い食料を摂取できるか？

4．Stability（安定面）
いつ何時でも適切な食料を入手できる安定性があるか？

然し現実は決して十分と言えない状況に置かれている国が数多く存在しているのです。

日本では食料の安定供給に向けた取り組みとして、一九九九年に公布・施行された「食料・農業・農村基本法」において、国内の農業生産の増大を図ることを基本とし、これに輸入及び備蓄を適切に組み合わせ、食料の安定的な確保をすることとしています。後で触れますが、日本の耕作地は、田・畑いずれも減少傾向が続き、それに携わる人々も減少と高齢化が進んでおり、不安定な国際状況において頼りにする外国からのサプライチェーンからも担保できません。

「基本法」は国民の毎日の食料を守りますと謳っているのですが、そのいずれも政府は誠実に実行しているとは見えないのは私だけでしょうか。

農村の農業畜産業の疲弊は、一度閾値を超えて低下すると容易にはリカバリーができません。それは、複雑な要因が関与して一挙に解決に向けてベクトルの方向転換ができないからです。この辺の社会状況を理解していただき、政府には早く事前の手を打っていただきたいと思います。

テレビをつけると相も変わらずグルメ番組や大食い競争がもてはやされ、多くの視聴者を引き付けています。ウクライナでは戦火によって暖も取れず寒い夜に食べるにも大変な人々がおり、アフリカには飢餓のために痩せ細った子供たちが多くいます。子供の頃には、第二次世界大戦の直後であったため、食べるものがなくいつも空腹でひもじい思いをした私には、日本人は何と危機感がなく、世界や日本の現状が分かっているのかと首をかしげます。今日本人の毎日の生活感の中で、食料や畜産物生産に携わっている人たちへの関心の薄さに、今更ながら思い至ります。

今日まで、国の間の紛争や戦争の原因は、水や食料の確保問題が一番多いのです。人体の六十パーセントは水分（赤ちゃんは八十パーセント）で、常に補給しなければ死に至ります（ちなみに人が利用する水は地球上の水の〇・〇二パーセントと言われといます）。一方食料は身体活動の原動力ですから、たちまち社会活動に影響します。従って歴史上、水・食料紛争が深刻なわけなのです。

例えば水の問題を挙げてみましょう。世界の三人に一人は安全な水を手に入れることができていません。インダス川流域、アメリカとメキシコ、イスラエルなどは常に水の獲得競争で紛争が絶えません。最近、中国がきれいな水を確保するために、北海道のニセコや熊本の水を買い占めようとしているなどのニュースも報じられています。日本は世界でも有数の水資源国のため我々は実感しませんが、例えばドイツへ行けばビールより水が高価で吃驚したことがありました。

今ほど我が国の食料安全保障が危機的状態に陥った時はありません。周囲を海に囲まれ隣国の脅威を直に感じない地勢的な問題（あるいは利点）も関係しているかも知れません。

現在、世界の食の安全保障を危機に導く要因として、次の項目があげられています

（外務省「日本と世界の食料安全保障」参照）。特に深刻な食料不足について、二〇一七年には世界の五十一の国と地域の約一億二千四百万人が危機的な食料不足と推定されています。そのうち十八の国では、政情不安による紛争の勃発や長期化が主な要因でした。また気象変動、異常気象による自然災害（主に干ばつ）が主要因である国は二十三国あり、三千九百万人以上の人が緊急援助の必要があるとされています。

翻って日本では年間六百十二万トンのまだ食べられる食べ物が廃棄されています（東京ドーム約五杯分）。これは国民一人当たりに換算すると一日お茶碗一杯分の量になります。世界全体では年間十三億トンにもなります。一時私たちが日常使っていた「もったいない」という言葉が話題になりました。確かアフリカの環境保護活動家が世界に広めたと記憶していますが、食料不足が目

【食料不安の背景】

世界人口の
増加
新興国の経済発展に
よる食生活の変化
バイオ燃料の
生産増加
政情不安による紛争の
勃発、長期化
気候変動、異常
気象の頻発
主要食料輸出国の
シェアの高止まり
農産品の金融商品化
と価格変動リスク

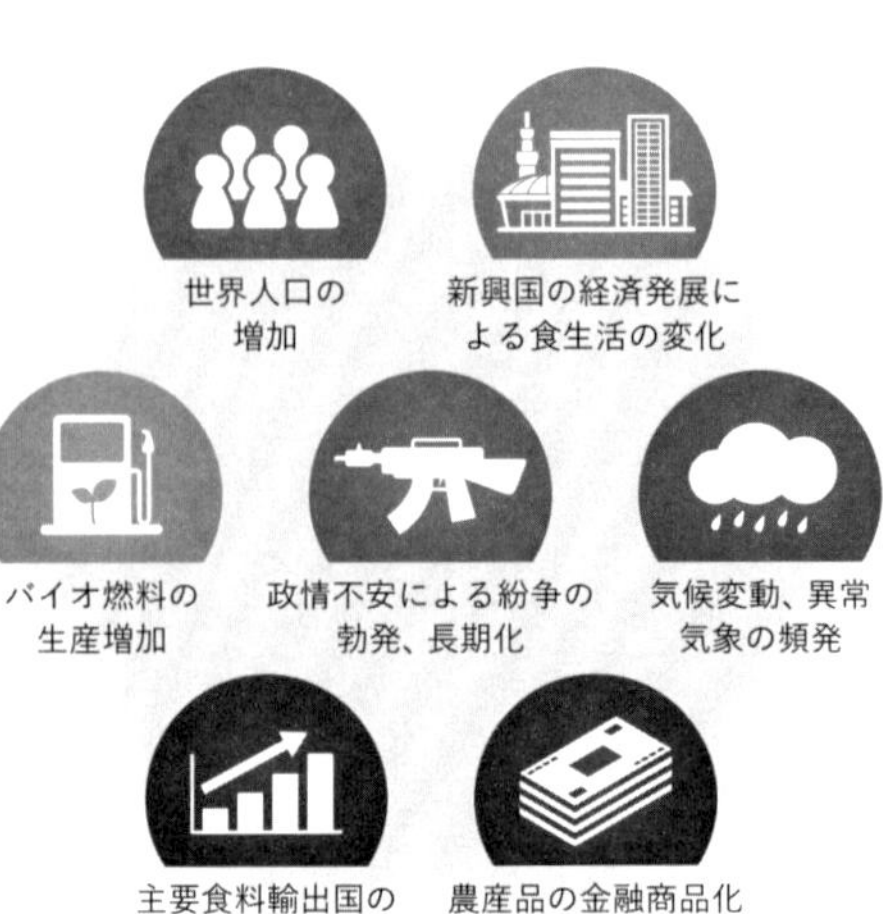

食料不安の背景
出典：外務省「日本と世界の食料安全保障」

の前の日本人が、全く真反対への食行動をとっていることへの警鐘として聞きました。

私の祖母からは、お茶碗についたお米を残すと「これはお百姓さんの魂が込められたもので、一粒の飯も残さないように」と叱られたものでした。医師になって恩師の肝いりにより、お寺さんで一泊二日の座禅の修行をした時にも、禅師から最後はお茶でお茶碗を綺麗にして一粒も残すなと諭されたことが思い出されます。日々の食事で口にする食材のほとんどは動植物の命を頂いたものなので、「有難く命を頂きます」と心から感謝し、粗末に扱ってはいけないのです。然し今はそのように基本的な教えが子供の頃からできてないのですね。

次いで食料危機の誘因となるのは、世界人口の増加（八十億人に達しその増加傾向は続いている）、新興国の経済発展による食生活の変化、バイオ燃料の生産増加（トウモロコシ）、主要輸出国のシエアーの高止まりなどが挙げられていますが、ロシア・ウクライナ紛争の影響が全世界の食料事情に大きな影を落としています。大穀倉国のウクライナが戦火で踏みにじられますと、当然食材の生産量の絶対量が低下します。後で述べますが、島国の日本は膨大な食材を輸入しています。食材の絶対量が減じ、その輸入ルート（サプライチェーン）が不安定になると、日本はたちまち食料の不足が顕在化してきます。最近のネット情報によると、穀物自給率九十五パーセントの中国で、ウクライナ戦争でトウモロコシが不足して、「退林還耕」と称して公園や緑地を開墾して増産に入ったと報じられています。

日本の食料自給率

さて日本の食料自給率はどの位でしょうか？

自給率（国内で作られている率）は、国内生産を国内消費志向即ち国内生産プラス輸入マイナス輸出プラスマイナス在庫増減プラスマイナスイン（アウト）バウンドで除した比で示されます。

現在、日本の食料自給率はカロリーベース（生命健康維持に不可欠なエネルギーで表したもの）で三十八パーセント（将来四十五パーセントにする国策があるようですが…）で、先進国では際立って自給率の低い国です。経済ベースでは、約六十パーセントで

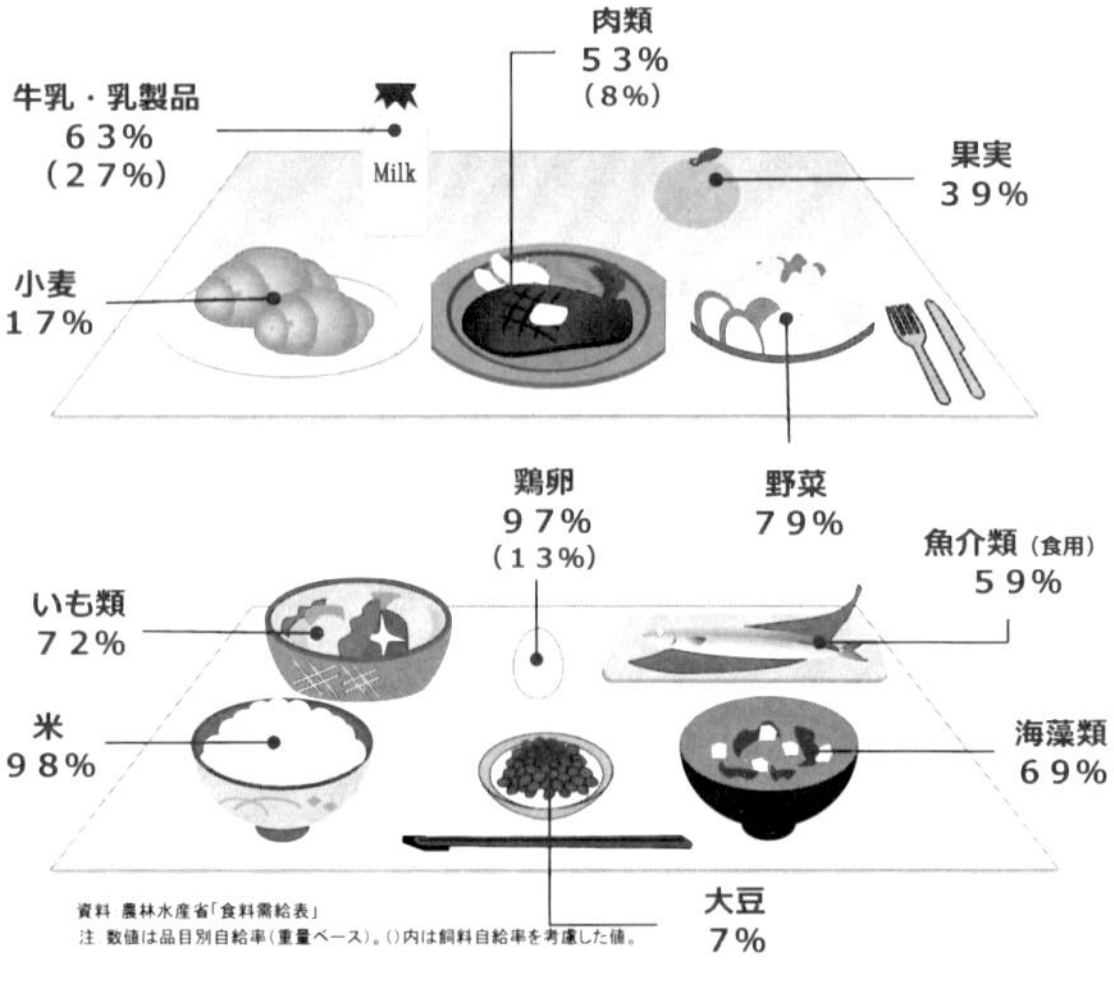

品目別日本の食料自給率（2021年度）
出典：農林水産省「知ってる？日本の食料事情2022～食料自給率・食料自給力と食料安全保障～」令和４年12月

す。

自国の食料自給率の低いのに驚きませんか？

一九六五年には七十三パーセントでしたから、約六十年間の間に国内で賄える食料生産量は、カロリーベースで約半分になってしまいました。この値はいわゆる先進国では断然低く、百パーセント以上のカナダ、オーストラリア、アメリカ、フランス、次いで百パーセント以下のドイツ、イギリス、イタリアなどに比しても格段に低く、国内で消費する食料の六割以上を輸入に頼っているのです（農林水産省「知っている？日本の食料事情２０２２―食料自給率・食料自給力と食料安全保障」参照）。しかも食品の価格は国際状況により変動し、輸入ルートが国際状況で万一停止したら我々の食事情がどうなるか、不安定なサプライチェーンを当てにしている我が国は、誠に脆弱な他国頼みになってしまっていま

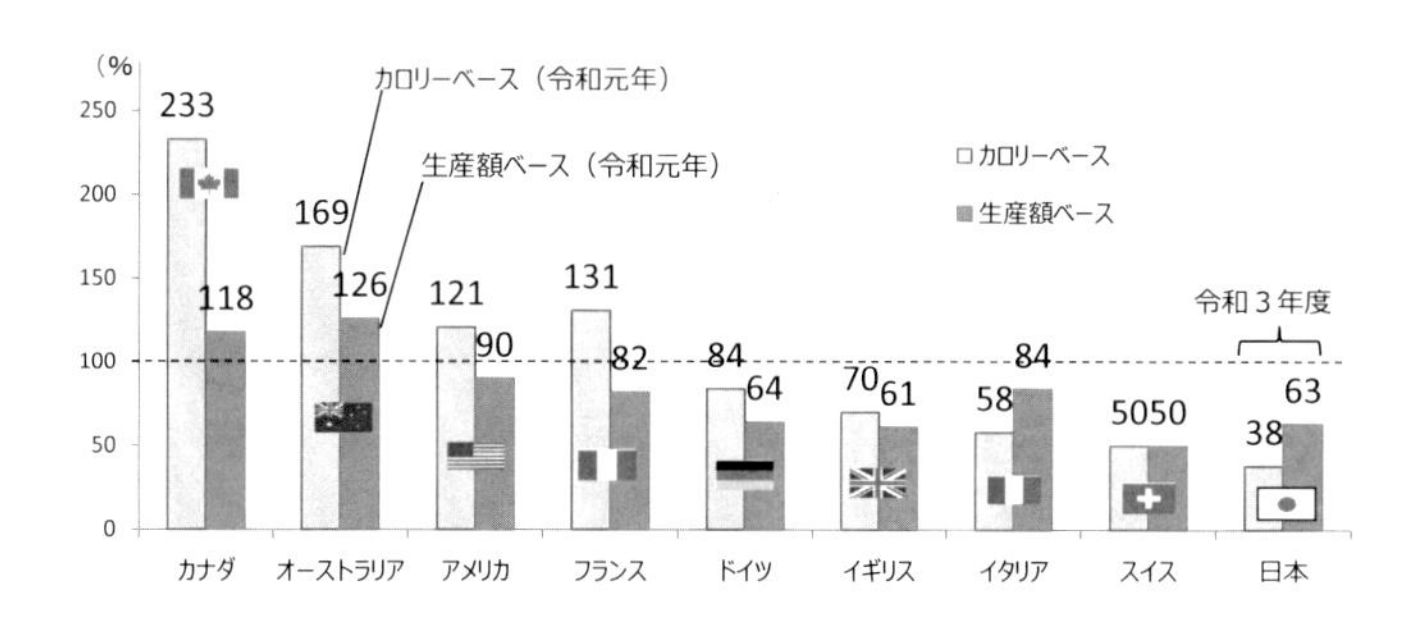

我が国と諸外国の食料自給率
出典：農林水産省「知ってる？日本の食料事情2022～食料自給率・食料自給力と食料安全保障～」令和４年12月

す。

　五百年ほど前の、日本の戦国時代の戦争を思い出します。日本の周囲を何らかの手段で包囲されると、いわゆる兵糧攻めにさらされ、成す術もありません。そして八十年少し前、第二次世界大戦の原因が、もう一つの日本の弱点であるエネルギー供給（オイル）の遮断によるものであったことを思い出してください。生きて行く上に必要な物質が外国の圧力で阻止されると戦争になりうることは、すでに学んだはずです。

　先人の誤った轍を再度踏んではならないのです。

　具体的に、農産物の輸入先を見て見ますと、農産物全体では、アメリカが二十

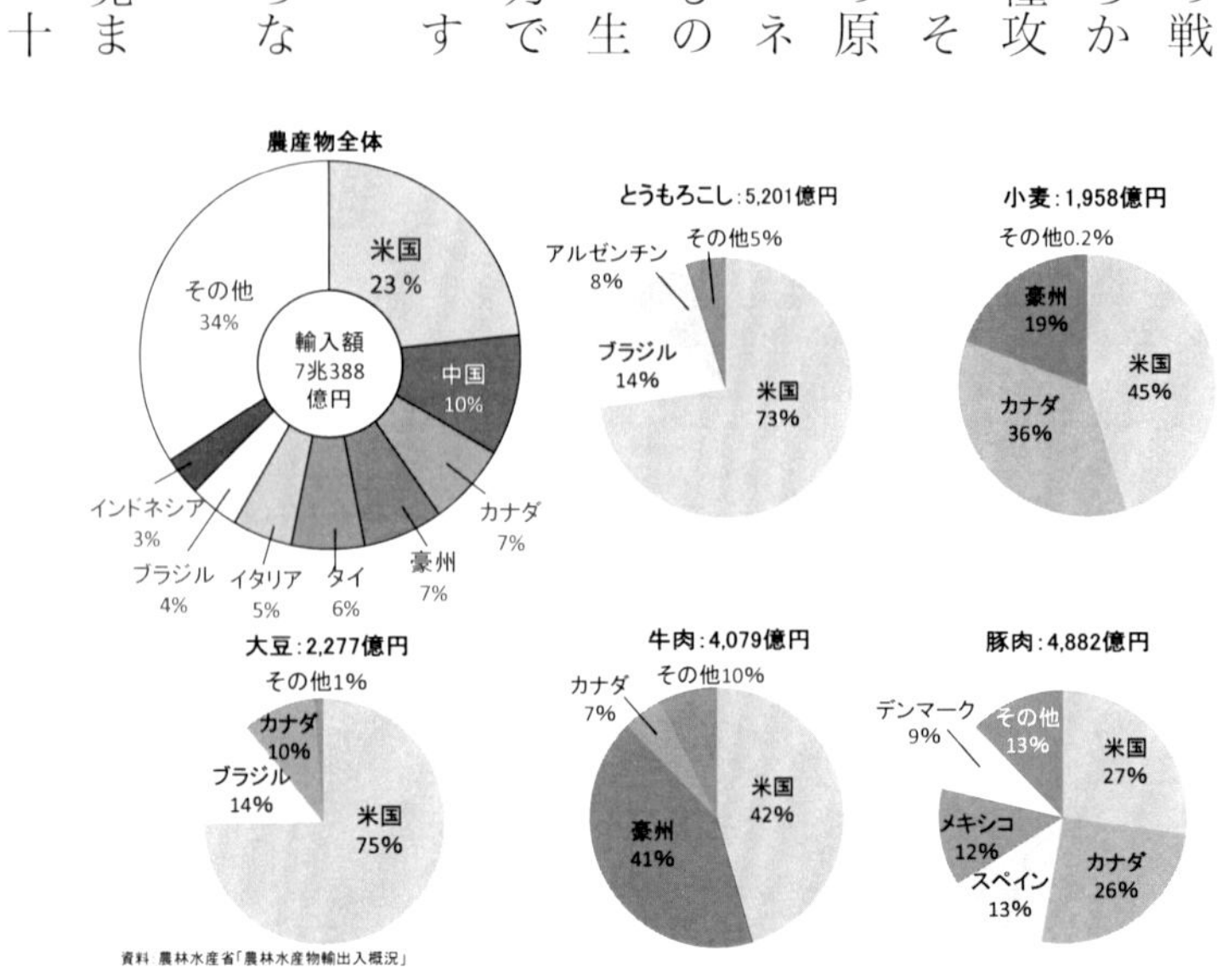

日本の主要農産物の国別輸入割合（2021年）
出典：農林水産省「知ってる？日本の食料事情2022～食料自給率・食料自給力と食料安全保障～」令和４年12月

三パーセント、中国が十パーセント、以下カナダとオーストラリアが七パーセント、タイが六パーセント、イタリアが五パーセント、ブラジルが四パーセント、インドネシアが三パーセント、その他三十四パーセントとなっています。

輸入食材をすべて日本で栽培育成しようとすると、日本の農地面積の二・一倍が必要です。それだけ農業生産基盤が弱体化していると言えます。

もし輸入がストップしてしまうと、現在日本人一人につき一日当たり二千二百六十五キロカロリーが千七百五十五キロカロリーしかまかなえなくなる試算です。この数値は糖尿病食患者さんの一日の栄養量の数値（千六百キロカロリー）

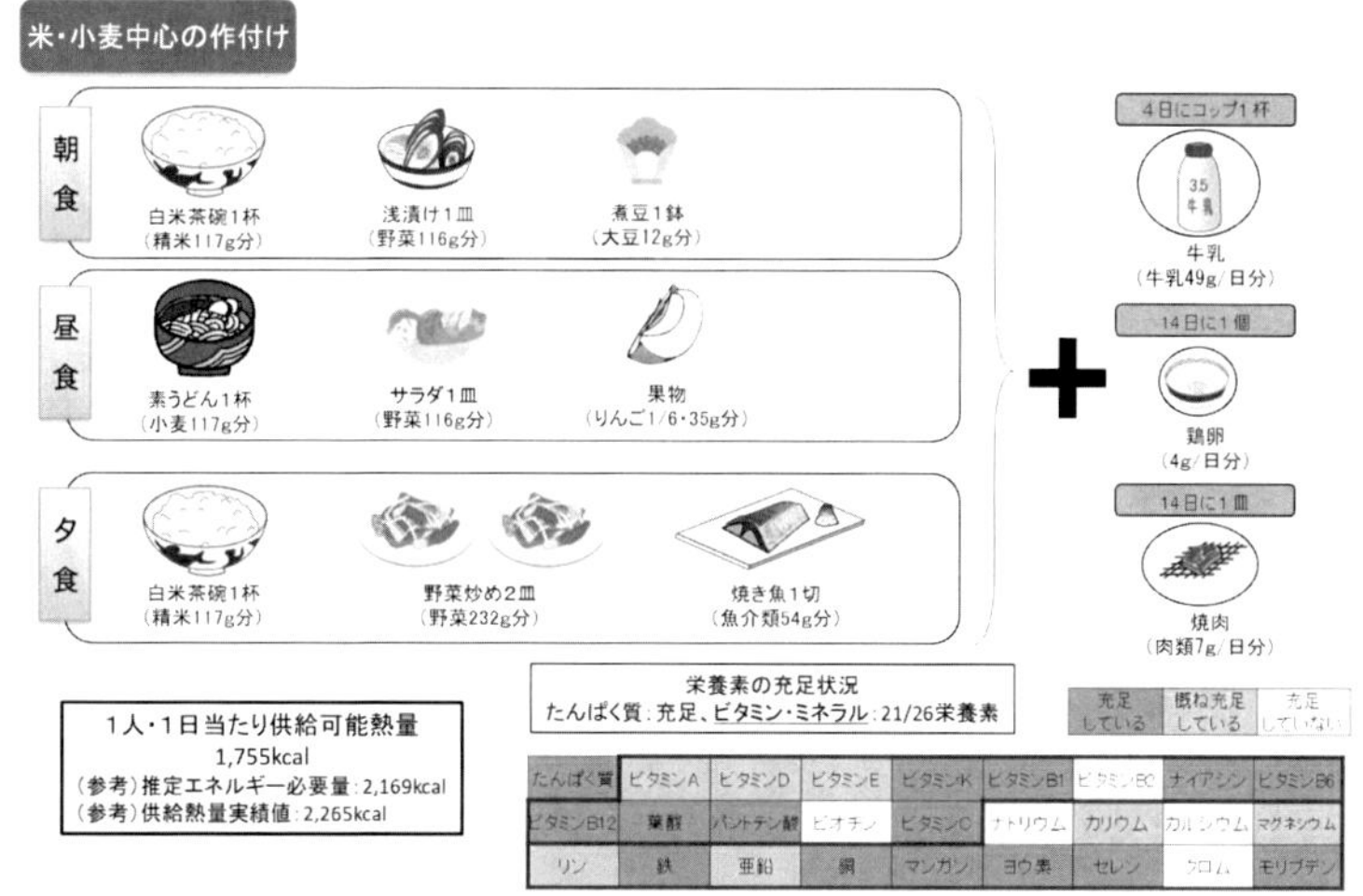

食料自給力指標の米・小麦中心の作付けにおける食事メニュー例
出典：農林水産省「知ってる？日本の食料事情2022～食料自給率・食料自給力と食料安全保障～」令和４年12月

に近似しており、じっとベッドでの仰臥生活が中心になり、何か運動したり生産活動に参加するには体がついてこない状況になるでしょう。

ここで、農林水産省が試算した一日千七百五十五キロカロリーの食事のメニューをご紹介しましょう。

【朝食】白米茶わん一杯・浅漬物一皿・煮豆一杯、【昼食】素うどん一杯、サラダ一皿（百十六グラム）・果物（リンゴ六分の一個：三十五グラム）、【夕食】白米茶わん一杯・野菜炒め二皿（二百三十二グラム）、焼き魚一切（五十四グラム）加え、四日にコップ一杯の牛乳、十四日で鶏卵一個、十四日に一度の焼肉（一日七グラム）となります。肥満の方には丁

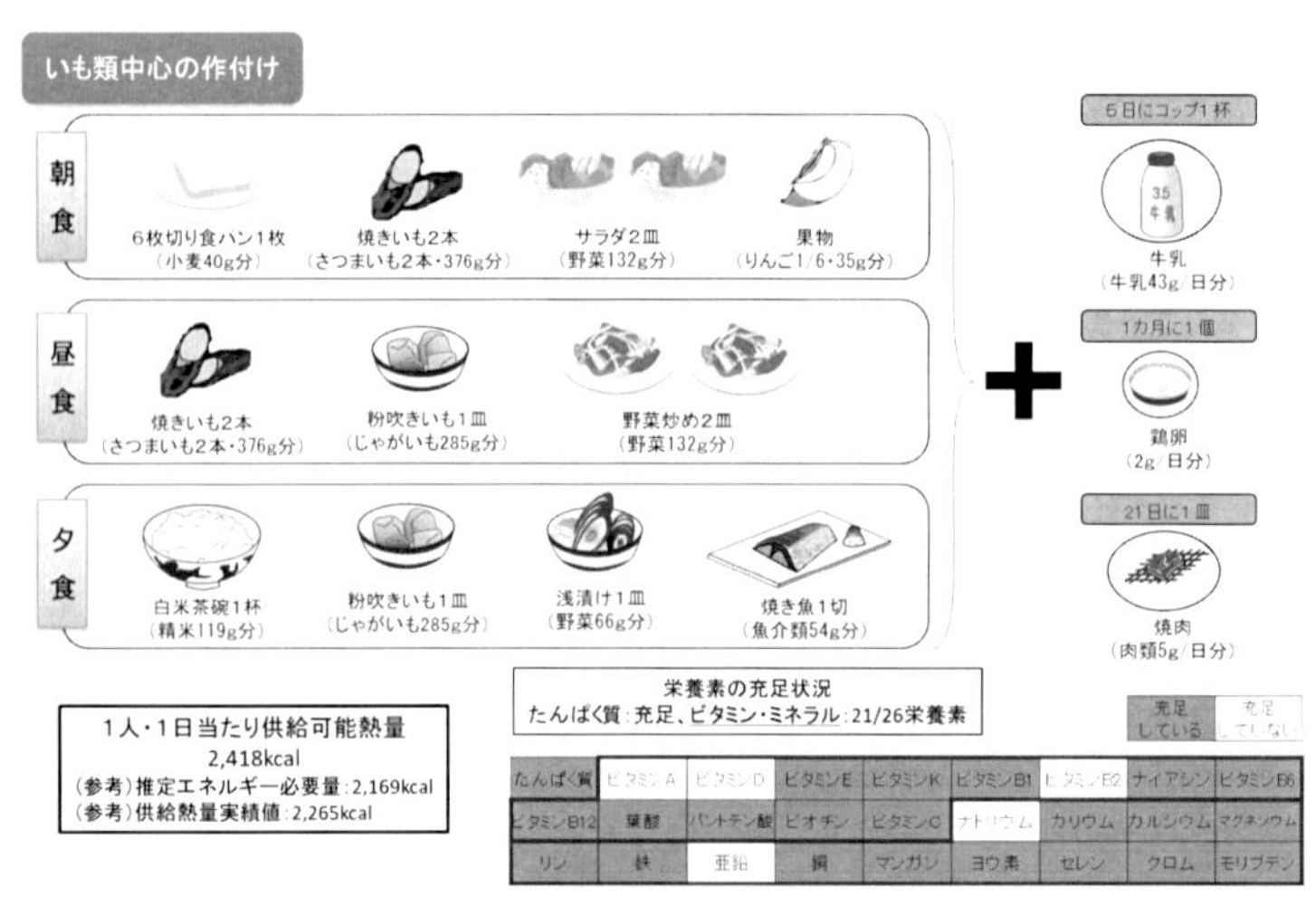

食料自給力指標のいも類中心の作付けにおける食事メニュー例
出典：農林水産省「知ってる？日本の食料事情2022～食料自給率・食料自給力と食料安全保障～」令和４年12月

度良いメニューかもしれませんが、毎日この食事で果たして何日耐えることができるでしょう。随分スリムな日本人が増えることでしょう。

因みに、我が国で自給できる品目を挙げますと、お米九十八パーセント、野菜七十九パーセント、芋類七十二パーセント、海藻類六十九パーセント。それに比して、殆ど輸入に頼っている大豆は七パーセント、小麦十七パーセント、果実三十九パーセント、魚介類五十九パーセントなどが挙げられています。畜産物の自給率に関しては、肉類五十三パーセント、鶏卵九十七パーセント、牛乳・乳製品六十三パーセントとありますが、これらの家畜を育てるための飼料を輸入に頼っていることもあり、これを考慮すると肉類八パーセント、鶏卵十三パーセント、牛乳・乳製品二十七パーセントまで自給率が下がります。

しかも安定的な供給には、輸入相手国と国交が安定していることが前提です。従って、全方位外交の安定的な関係が担保されることが重要であることが分かります。国家間の関係がある事件や紛争で容易に悪化する事例は毎日報道されており、先人の努力で築かれた友好関係に容易にひびが入る可能性が高くなった世界状況になっています。絶対的に資源不足の我が国では、その死活を他国に委ねていると言っても過言でない時代になっています。この状況は国民が皆いつも頭に入れておかなければなりません。

食料を確保する人材について

先ず我が国の地勢から説明しましょう。日本の国土面積は約三十八万平方キロメートルで世界六十一位ですが、排他的経済水域と領海を足した面積は四百四十七万平方キロメートルで一気に世界で六位になります。然し、本土の六十六パーセントは山岳や森林で耕作可能面積は約三分の一です。その中に都市が築かれ人々が生活をしています。しかも耕作放棄面積がわずかながら毎年増加し、その広さは現在富山県や埼玉県の面積に匹敵しています。耕作放棄地にウクライナへの侵略戦争により世界中で不足しつつある小麦を作付けするのは、日本の現状を見ても道理にかなっているし、政府も奨励すべきと思います。パン・ケーキ・何よりも讃岐うどんの原料が高騰しつつあるのですから利潤が出ると思うのですが……。

食料自給率が低い国の耕作地が減少傾向にある事実は、どう考えても不条理です。多くの要因が考えられていますが、一番には海外から安い食材料や乳牛の飼料・乳製品などが輸入されていることが挙げられています。

さて、本題の人材を考えましょう。

よく言われることですが、我が国の基幹的農業従事者（いわゆる専業農家）は、減少と高齢化が進み、昭和六十年には三百四十六・五万人であったのが、令和二年には百三十六・三万人とこの約三十五年間で約二百十万人減少し、三分の一近くになりました。然し、そういう現在の数字が問題なのかというと、それどころではないのです。

第一次産業従事者数――そのほとんどが農業従事者ですが――がその国の総人口に占める割合を、先ほど日本と食料自給率を比較したフランス、ドイツ、イギリス（以下、先進三か国と略称）と比べてみると、フランスの〇・九七パーセント、ドイツの〇・六五パーセント、イギリスの〇・五一パーセントに対して、日本は一・五六パーセント、先進三か国の平均の二倍の農業従事者を擁しているのです（農林水産省「海外農業情報」、国立社

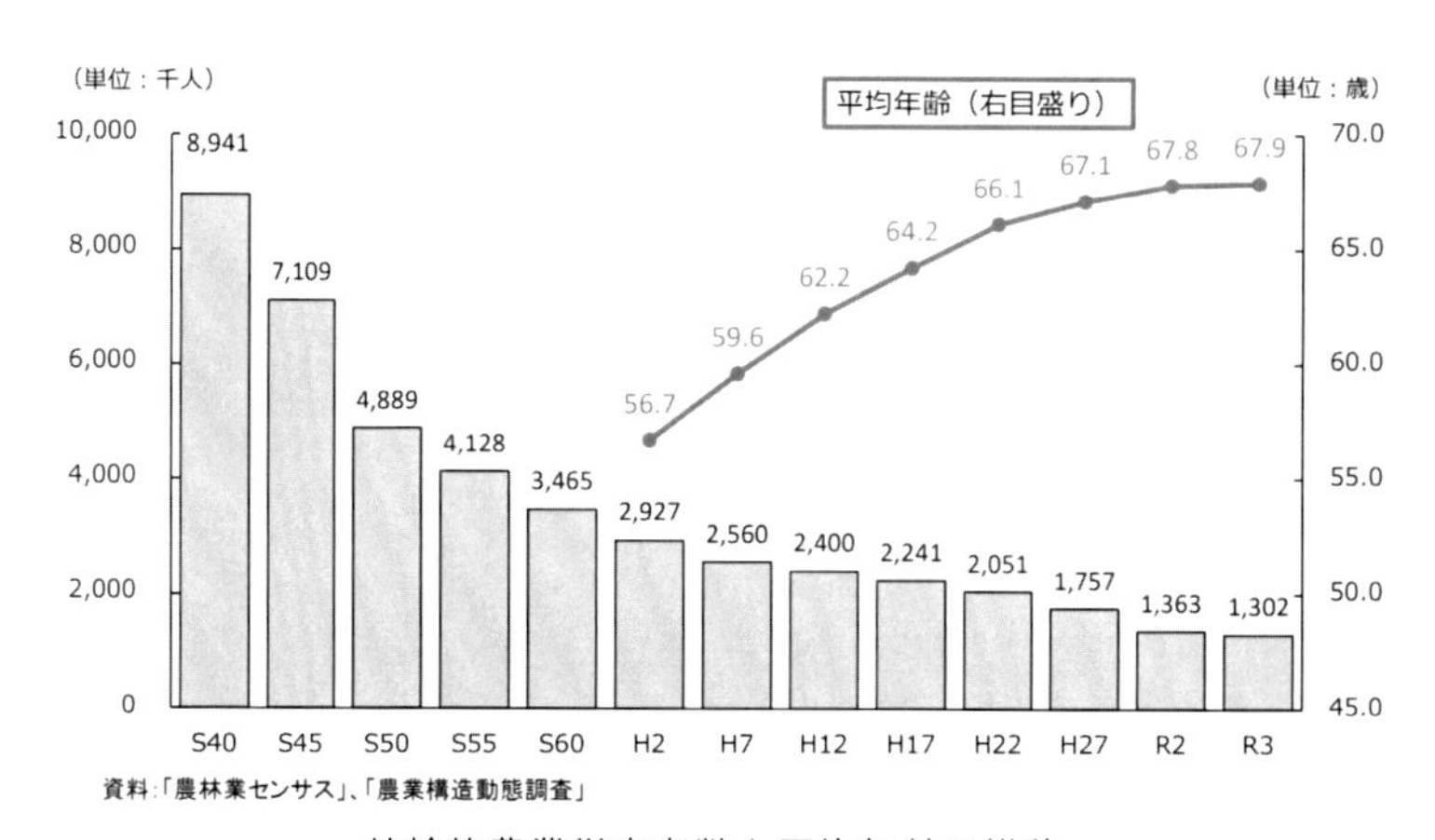

基幹的農業従事者数と平均年齢の推移
出典：農林水産省「知ってる？日本の食料事情2022～食料自給率・食料自給力と食料安全保障～」令和４年12月

会保障・人口問題研究所「人口統計資料集」二〇二二、二〇二三年改訂版参照)。

　では問題はどこにあるのか。これらの国との著しい違いは、日本の農業従事者の高齢化です。図は内閣官房行政改革推進本部の農業に関する資料から引用したものですが、六十五歳以上の従事者の占める割合が、先進三か国ではざっと二十パーセントであるのに対し、日本では六十一パーセント、これらの国の三倍を超えているのです。考えてはいても、日本のとびぬけた違いにあらためて驚かれた方もいるのではないでしょうか。

　もう一つ、高齢でリタイアされる方を補充すべき新規就農者の年齢層に関するデータが、これも同じ資料に載っていま

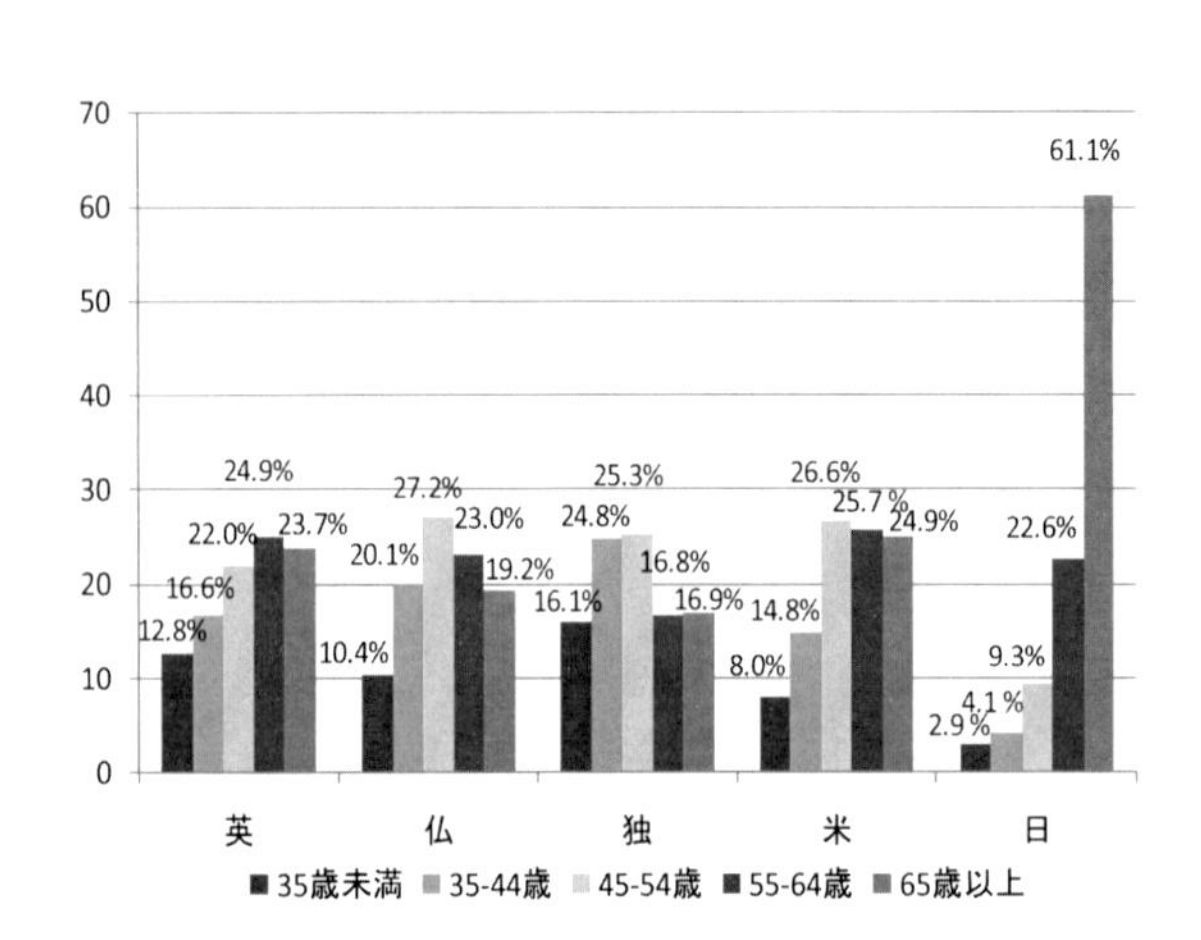

出典：英仏独は、EUROSTAT(2005)：農業に従事した世帯員
米は、米国農務省「センサス(2007)」：主に従事した世帯員
日は、農林水産省「2010年世界農林業センサス」：基幹的農業従事者

各国の農業従事者の年齢構成
出典：内閣官房行政改革推進本部「国・行政のあり方に関する懇談会」
第３回データ資料集【農業】(平成25年12月10日開催)

すが、一九八〇年以降、こちらには一貫したトレンドは見られないものの、ざっと八十パーセントが四十歳以上、大幅な若返りは期待できない数値です。もちろん高齢化が即農業の衰退を意味するわけではありません。例えば農業用地面積当たりの農業総生産額は日本が先進三か国の二倍以上を示しており、限られた国土の条件の悪い農地から、平原の多い先進三か国よりはるかに高い生産高を挙げているわけで、そこに経験を積んだ日本農業従事者の苦労があり、その結果として実現された高い農業技術があるのでしょう。

　ではあるにしても、数字は冷酷です。こういう状況にある日本の農業の将来について、二〇二三年九月十八日付日本経済新聞の「一億人の未来図」は、三菱総合研究所の推計を紹介しています。二〇二三年二月には九十二万九千戸あった農家（農業法人を

	A：US	B：UK	C：Germany	D：France	E：Japan	3E/(B+C+D)
a：国内総生産中の農林水産業*[1]（億USドル）	1745	161（0.6%）	283（0.7%）	420（1.6%）	540（1.1%）	1.88
b：農用地面積*[1]（万ha）	40581	1726（70.9%）	1660（46.4%）	2855（52.0%）	437（11.6%）	0.21
c：総人口*[2]（万人）	33700	6728	8341	6453	12570	1.75
d：第一次産業就業者数*[3]（千人）	2537	341	540	626	1963	3.58
a/b	0.043	0.093	0.170	0.147	1.236	2.012
a/d	0.688	0.472	0.524	0.671	0.275	0.495

*[1]農林水産省「海外農業情報」による．https://www.maff.go.jp/j/kokusai/kokusei/kaigai_nogyo/

*[2]日本の数値以外は上記による．

*[3]国立社会保障・人口問題研究所「人口統計資料集」2022，2023改訂版による．
https://www.ipss.go.jp/syoushika/tohkei/Popular/P_Detail2023RE.asp?fname=T08-10.htm
https://www.ipss.go.jp/syoushika/tohkei/Popular/P_Detail2023RE.asp?fname=T08-07.htm

含む）が、二〇五〇年には十七万七千戸へと、実に八十一％も減少するという恐るべき結果です。

香川県の例を見ても、二〇〇〇年から二〇二〇年までの二十年間に、農家人口は約十万人減少し、六十五歳以上の生産者の割合も約半分になっています。多様な働き方ができるようになった一方、農業後継者の減少は明らかです。

先ほどお目にかけた食料自給率の国際比較を見て、「これはなんとかせないかん」と腕組みをしている余裕はありません。食料安全保障の危機は、目前に迫っているのです。

このような状況を脱却する道を、どこに探せばいいでしょうか。そこに農業協同組

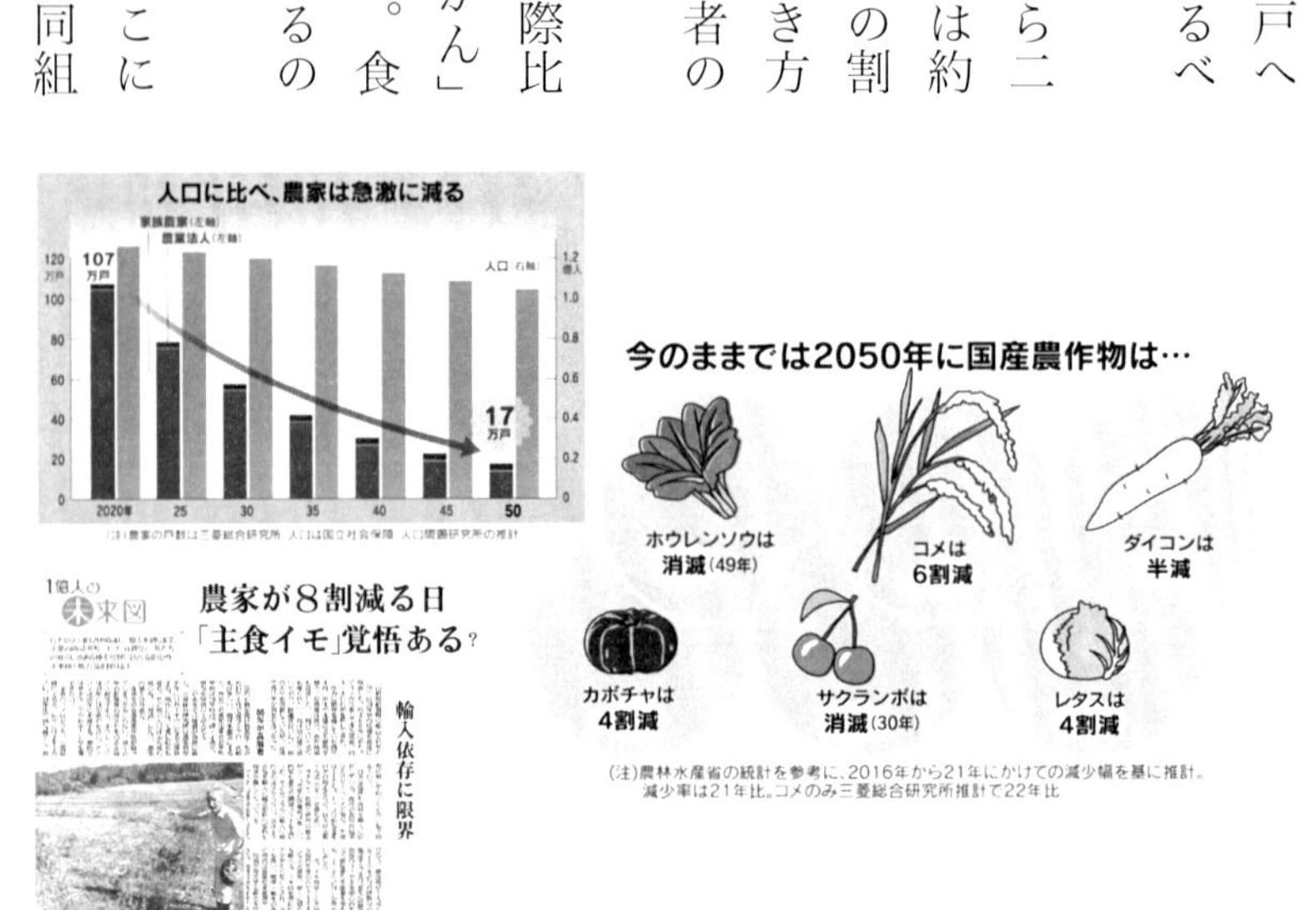

農家が８割減る日　主食はイモ、国産ホウレンソウ消滅？
出典：日経新聞2023年９月18日付「１億人の未来図」
https://www.nikkei.com/article/DGXZQOUB285E40Y3A820C2000000/

合（以下ＪＡ）の活動があると私は考えています。

元々ＪＡの設立理念は、小規模農業や兼業農家を含めて、多様な担い手がいる事を前提に「多様な担い手の負託に応える」協同組合であり、それぞれの規模に合ったコンサルティングや支援を行う組織です。大規模農業にもノウハウを提供していると聞きます。法人化による大規模農業は、国の農業の成長産業化や国際競争力の強化政策の下、補助金もあり銀行からの借り入れや雇用をすすめやすいように配慮されています。

日本全国で農地整理やＩＴ化農業の導入、付加価値の高い作物への変更などＪＡを中心に懸命の努力をされています。農薬を使わない安全安心の有機農業を活用した日本の農産物は世界

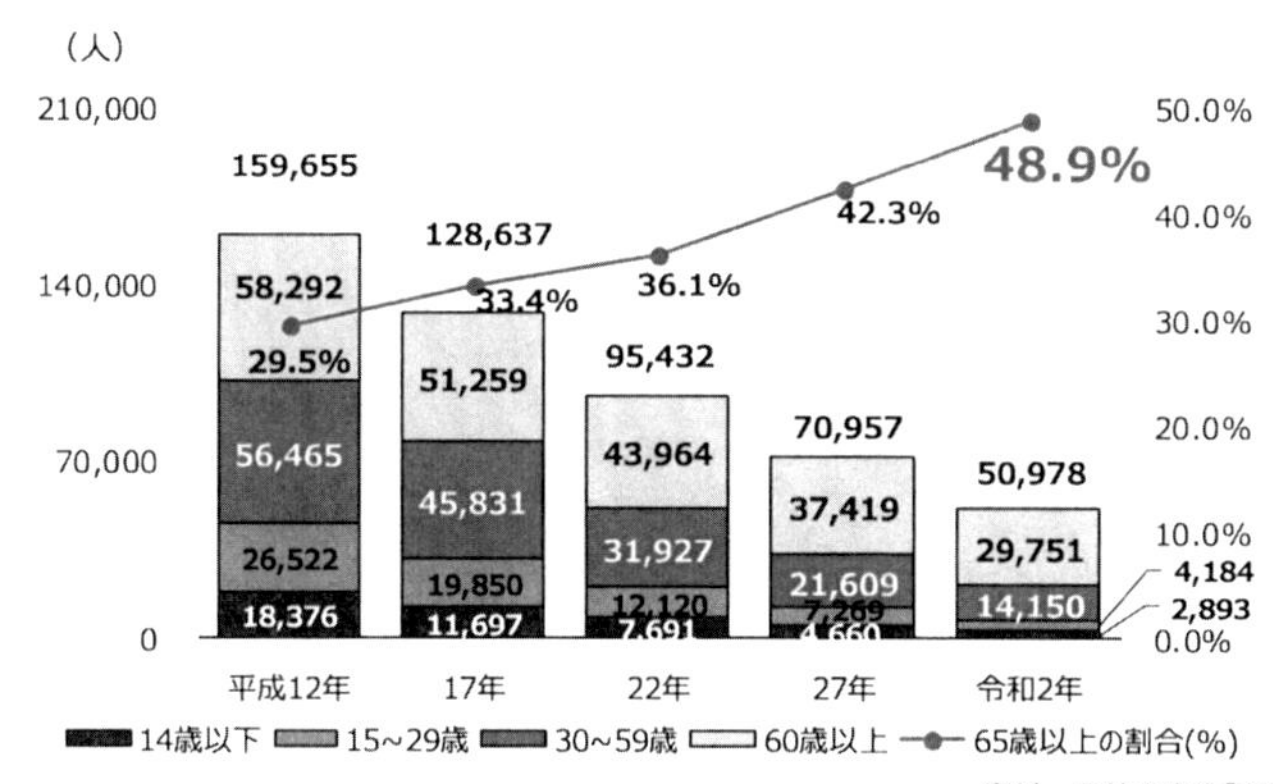

香川県の年齢別農家人口の推移（販売農家）
出典：JAグループ香川食料安全保障アンバサダー第１回会議資料（令和４年12月12日開催）

に誇るものと思います。そこに世界中の人々が、日本の食材への信頼と期待をしているのです。

要するに、苦労してもそれが経済的に見合う農業になるように、為政者は将来の日本のため根本的に早急に国策を練り直していただきたいと切望するのです。

然し、最近テレビの報道によると農業・林業・漁業などの第一次産業へ若い世代が参画し、人が生きてゆくに必須で基盤的な産業に従事する者が増えてきているという嬉しいニュースも報道されています。

第一次産業は肉体労働が多く身体的には荷重がかかるものですが、その現場で汗水を流しながら必死に働いている姿を見るにつけ、彼らがいる間は日本は大丈夫と希望に明るい明日を見るのです。林業のイロハを習得するために奮闘している若い女性たち、水産業を一生の天職として、広い海原に出て危険な労働環境に身を置く男性たち、彼らの今後の成功を心から祈りたいと思います。第一次産業に多くの若者が参加して、日本の土台を盤石なものにしていただきたいのです。

ただ彼らの努力がペイできるシステムや価格設定を為政者は早急に政策に反映していただきたいと強くお願いしたいのです。

第一章にも書きましたが、私は子供の頃、祖父に連れられ芋畑を作りそして芋を収穫しました。芋に限らず米や豆でも、種をまきやがて芽を出して次第に大きく育ち、やがて実を結ぶ時間の流れに、子供心にも嬉しく、大地の力と自然の采配に大きな感動を覚えたのを記憶しています。自然の不思議な力や恵みに、作物の成長とその後の報酬に「お天とうさまに感謝する」という祖母の言葉が蘇るのです。

また、最近一次産業に回帰する中高年の人々にも心温まるものを感じます。例えばテレビで放映されている「人生の楽園」や「ポツンと一軒家」などの番組を拝見しますと、多様な生き方の中で自分の心の中で温めてきた人生設計を実現されている人々が眩しく見えます。

誰もが今の生き方の中で、自分の人生はこれではないと思う時がある事でしょう。その様な時に自然の中に自分が夢見た社会を創造し、その中で夢を実現しようとして実行される方々が羨ましくて仕方がありません。

私は長年医療職の中で生き、退職後に四国遍路旅に出させていただいたのが、唯一の我儘であったのです。もう土を耕して何か作物を作って、ほんの一部でも自給自足したいとも思いを馳せる時がありますが、この歳では体が動きません。

話がそれました。食の安全保障に戻しましょう。最近コロナ禍で米や野菜の需要が低迷し、販売価格も値下げし農家の収入が減少しています。農業生産資材の高騰も大きく生産者を圧迫しています。ウクライナ紛争で物流が混乱し、世界人口の増加によって資材の奪い合い、円安による輸入コスト高などで農家の負担は大きくなるばかりです。
灯油や家畜飼料、窒素・リン酸・カリなどの化学肥料の輸入コスト高、光熱動力の価格も高騰を続け、早く政府が手を打たないと農畜産業は衰退し、ひいては日本の食料事情は立ち行かなくなるのは明らかです。そしてこれは、今日の不安定な世界情勢の中において緊急を要する状態なのです。

国消国産への道

我われのできる支援は、先にも書きましたが、食料自給率を高めるために生産過程も不明な他国からの産物の購入を止め、確立された生産ラインを厳守している国産の農畜産物を極力購入し、国内生産者が安定して営農できるよう私たち自らの行動変容が必要なのです。

そしてまた、食料自給率の低迷があるのにかかわらず、日本国内の農地耕作面積が減少し続けていることを世界の経済学者は冷ややかに見ています。自国で食料を賄うことができない国の農地が減少していることは彼らには理解できないのです。当然のことでしょう。その理由として、我が国の農業を支える基幹農業従事者の減少（令和三年で百三十万人）、平均年齢六十七・九歳と高齢化が進行している事、他の職業に就職して人手がなく荒廃農地化していること、宅地への転用など様々な要因があります。様々な理由による耕作放棄地が埼玉県や富山県の面積に匹敵して手つかずの状態なのです。統計によると、昭和四十年には、田：三百三十九・一、畑：二百六十一・四、計六百・四万ヘクタールが令和三年には田：百九十八・三、畑：二百三十六・六計四百三十四・九万ヘクタールと約三分の二強に減少しており、この傾向は今後も続くだろうとされています。

　地元ＪＡグループ香川においても、人材の養成、農業を知っていただくイベント、香川産の

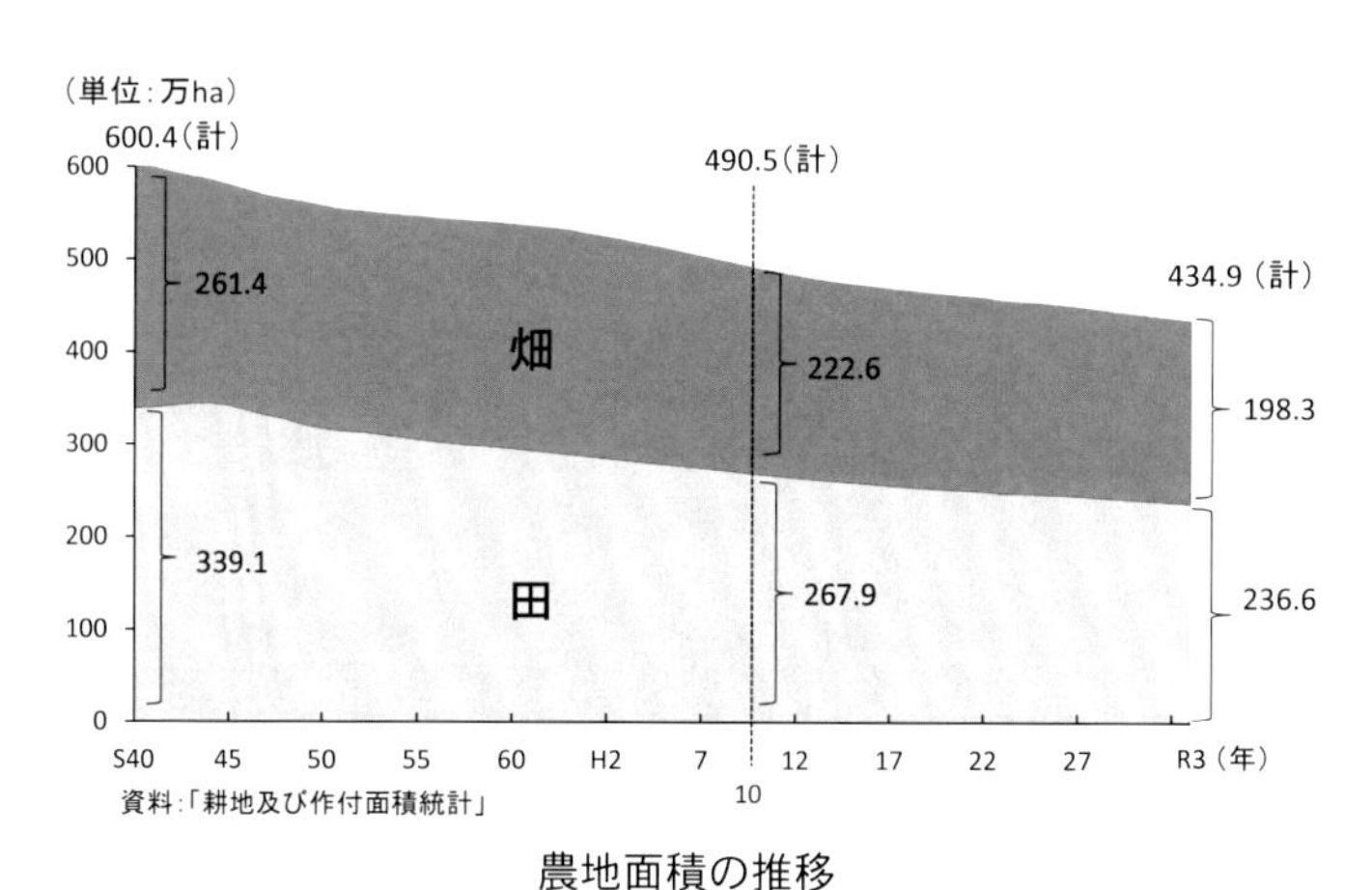

農地面積の推移
出典：農林水産省「知ってる？日本の食料事情2022～食料自給率・食料自給力と食料安全保障～」令和４年12月

食材の良い所、名産、料理方法、レシピなどについていろいろな機会でアピールしています。

小学生には田植え経験（土庄支店）、稲こぎ体験（協栄支店）、施設見学（川東支店）、合鴨放鳥体験（三野支店）などを通じて農業体験の機会を提供、高松市やそれぞれの地域の広場で香川産の食材を使ったレシピの紹介、さぬきマルシェで新鮮食材の直売、その他香川大学祭で同様のイベントを行って、農業の実際や食の安全保障について理解を深めていただく機会を作っています。この様な地道な活動がやがて食の安全保障について危機感を肌で感じた人々を育てるでしょう。ＪＡ香川県女性部との連携で、各地域で取り組んでいる地産地消料理をまとめたレシピ集を作っていますが、懐かしい香川のソールフードから、斬新な新鮮野菜を素材にした創作料理まで、すぐにでもいただきたい、おいしそうな料理の数々が「かあちゃんの味」として見事に纏められています。

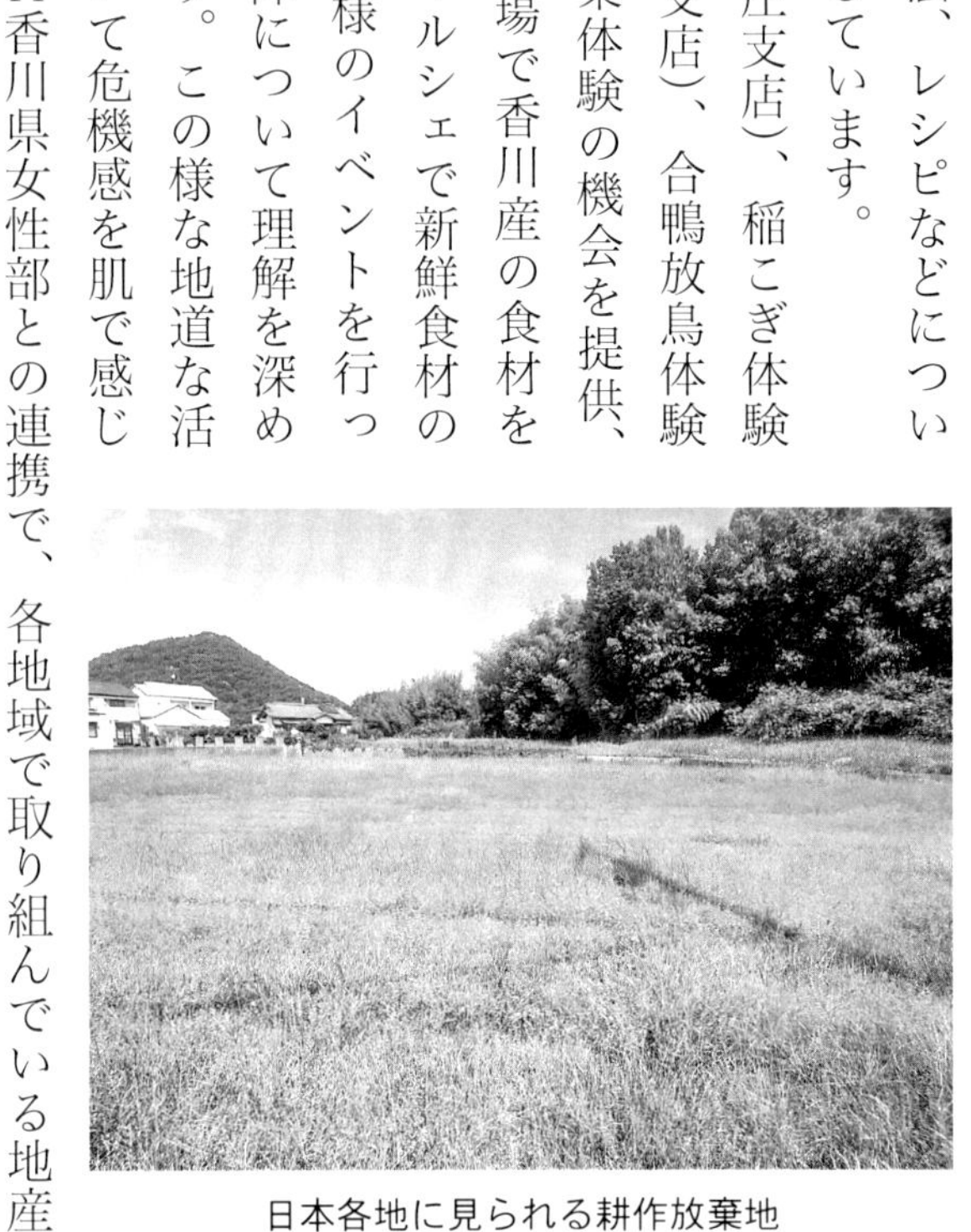
日本各地に見られる耕作放棄地

私の周囲の六十五歳で定年を迎えた人たちは、まだまだ元気です。働く余力があります。そこでＪＡあるいは自治体が耕作放棄地を安く借り上げ、そこで希望者に作物を作っていただく、その一部は地権者に差し上げ、残りを有効に使って、自家用なり民宿や独居老人に配るなり、皆がウインウインの関係で有効活用できないかなど思いますが、既に数歩先に行っている地域もありましょう。

人は何か生産的な仕事や作業をしたいと思うものなのです。何か作っていて社会に役に立っていることがまた若さを保つ秘訣になるのです。若さと言えば日本人の平均寿命は、八十四・二六歳（二位スイス、三位韓国）で、世界一の長寿国です。医療制度が世界の範たるものとか、公衆衛生の充実など色々原因が挙げ

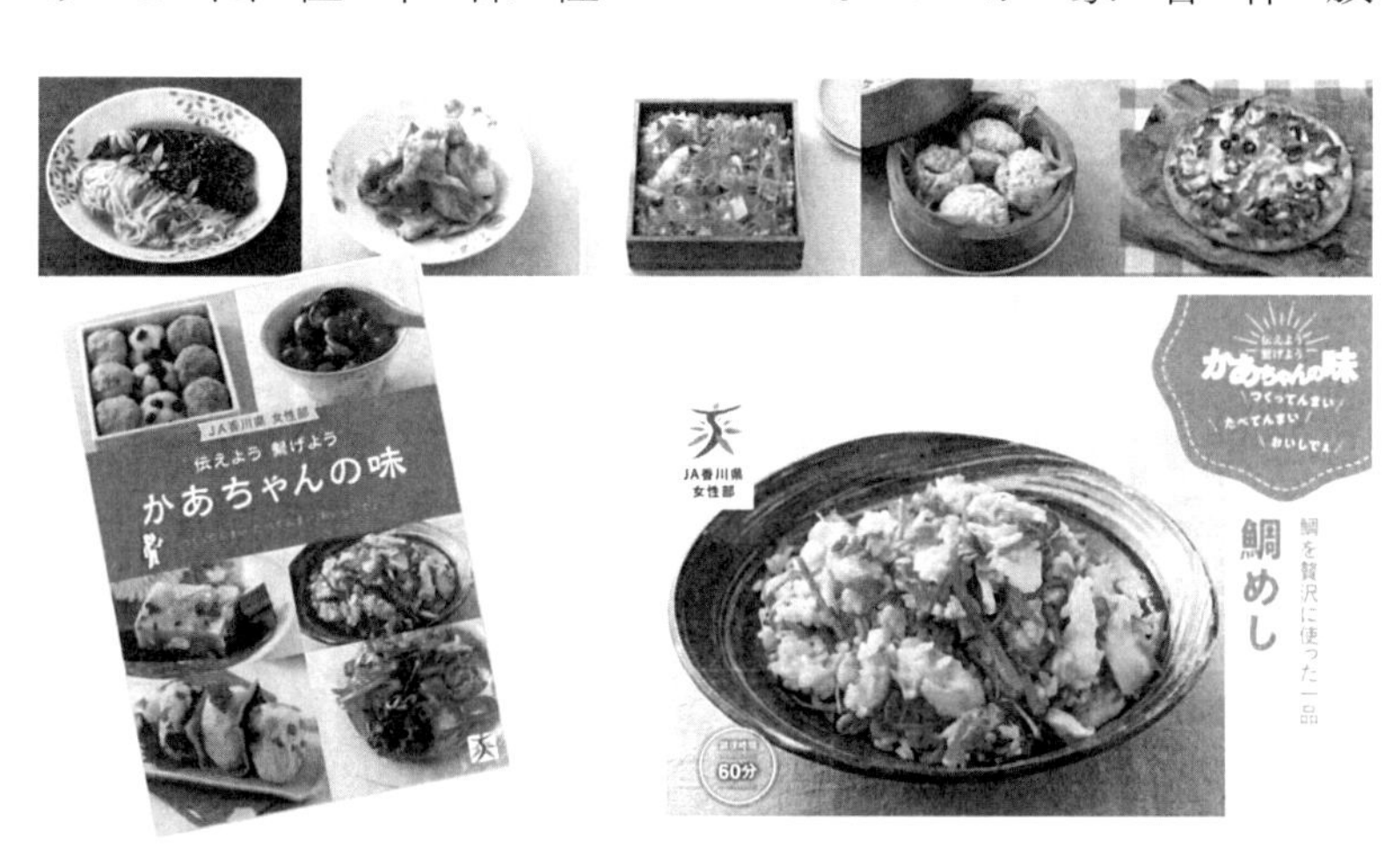

県内各地域で取り組んでいる地産地消料理をまとめたレシピ集『伝えよう繋げよう　かあちゃんの味～つくってんまい　たべてんまい　おいしいでぇ～』（JA香川県女性部、令和２年）。レシピ集はJA香川県のホームページでも公開中（http://www.kw-ja.or.jp/recipe/woman/）。
出典：JAグループ香川食料安全保障アンバサダー第１回会議資料（令和４年12月12日開催）

られていますが、私は日本産の食事が大きな部分を占めていると思っています。まず手を抜かずに安全安心の食材を伝統的な手法で料理され食卓に供される、こんな素晴らしい栄養のバランスをとった食事は世界中にありません。世界の人々の食卓は意外に質素なのです。

私がアメリカ・シカゴへ留学した時、お隣さんが歓迎パーテイをして下さると言うので、どのような美味しいものが出るか楽しみでした。その食卓には、ドレッシングがかけられたキュウリ、レタス、ホウレンソウ、トマトなどがボールに山盛りに混ぜられ、主食はご当地名物のトウモロコシとポテト、デザートにはとんでもなく大きなスイカの山で、それをお皿にとってバリバリ食するのです。これだけのおもてなしで約三時間、英会話をさせられると、帰りにはヘトヘトでした。五十年前の話ですが、以降大きな期待をせずに出席したものです。アメリカもヨーロッパ各国においても、一般家庭ではその程度でした。

其れに比して、日本の食卓には多様な食材が使われ、それらを調理する際には各家庭の味が沁み込みうまくアレンジされていると思います。皆さん長命を希望されるのでしたら、日本の食材、料理方法が最も優れていると思います。

外国人に聞いても日本の食事の質や栄養のバランスがよいことを賞賛されます。国消国産を続けることが、日本人の生命をより長く輝かせるのです。

一方、香川大学の卒業生についても、第三次産業を希望する者が多いのは事実です。いわゆるサービス業、金融業、情報通信業、官公庁などで比較的に肉体的に負担が少なく手を汚さない、汗水を流さないなど、手間暇を要さず自分の才覚で何とかやっていける職種が彼らのブランドになっているように感じます。

この傾向は我々大人にも責任の一端があるのですが、一次産業への回帰とその職業の国家的な意義について強く説明する必要があると思っています。政府もデジタル田園都市国家構想を主政策にするなら、東京やその他の大都市への若者の一極集中を早期に解決する策を積極的に行うべきです。

これからの日本を支える若者に、地方の生活を経験させ地域を一次産業の発展の場とするのが、地方創生の一丁目一番地でありましょう。またその様な職場を経験した人たちは、どこへ行っても地力を発揮すると思うのですが……。

これまで何度も触れましたが、日本の食材のおいしさや安全性、そして新たに開発された食材が海外で高い評価を得て輸出され、昨年度には一兆四千百四十八億円にも上ると報じられています。日本の柿、鶏卵、イチゴ、パックご飯、牛乳・乳製品、桃、米、メロン、栗、そして香川の誇る盆栽もコロナ禍が収まれれば伸びるだろうと推定されています。コメ、イチゴ、リンゴ、ブドウなど世界の専門家を唸らす作物は、一朝一夕には出荷にこぎつけなかったでしょう。しかも引き合いは右肩上がりという。食料輸入大国の日本で、年間一兆円以上の輸出にこぎつけられた農家や関係者のこれまでのご苦労は如何ばかりであったかと、感謝申し上げたいと思います。これから品質を高く評価されている日本の食材が海外でブレークされることを期待しています。

農林水産省においても、輸出拡大の足がかりになる「輸出支援プラットホーム」を、ジェトロや在外公館と組み本格的に支援をするということです（二〇二三年六月十八日付四国新聞）。

政府も拠点拡充にテコ入れして、二〇三〇年には一年間に五兆円を目指すといっています。輸入に頼るばかりでなく、国産品を輸出する「打って出る農畜産業」の在り方は、食の生産に当たっている人々を勇気づけ、食材生産の今後の在り方も示唆するものです。

繰り返しますが、我が国の食材の良さをもっと知り、理解し、購入することが食料自給率を上げるため私たちができる第一歩であると信じます。国はじめ関係機関は、「地消地産」あるいは「国消国産」の標語の下に、国内産の農畜産物を優先的に購入し消費する消費者マインドをもっと真剣かつ強力に推し進めることが、食料のＳＤＧｓを達成する肝と思います。

知的財産の保護の重要性

海外では日本の食材が折り紙付きであることは今書きましたが、困ったことにそれが自国産のように販売されている国々があります。

例えば岡山名産のシャインマスカットの苗が韓国へ流出して生産され、多くの経済損失を出している事実です。これ以外に、長年品種改良を重ね苦労の末に成功したイチゴ・リンゴやお米など全国の名産を挙げると膨大な農産物の種子が外国に搾取されています。

その対応には、知的財産権（知財）の確立と厳密な管理、長期のフォロウアップが必須です。これは各国で共有するべき国際秩序のイロハですが、全く機能していないのではないかとさえ感じる昨今です。

ブランド品は担当者が永年時間をかけ試行錯誤をして、やっと完成させたもので、その苦労に報いるためにも政府や関係者は各国に働きかけるべきです。

香川大学農学部の先生も貴重な種子の保存には気を遣っており、いつも厳重なカギをかけているとのことです。他国では無断品種移転を犯罪でもなんでもなく、全く歯牙にもかけない国々が多いのが現状です。種子や技術を真似て何が悪いのだと……。

長い時系列で自国の将来を考え、厳格な知財の保護をはじめとした研究者はじめ関係者の苦労に報いる国策やＪＡ関係者の一層の努力を期待しています。この様な時期こそ将来の日本の農業の在り方を考え、実行に移す政治家や生産者関係者の奮起を切に願います。

私は医師として世界中を回りましたが、覇権を争うアメリカ、中国、ロシアなどは広大な国土を持っています。私が三十歳代に二年半過ごしたシカゴ市は、イリノイ州にある大都市ですが、何時間車を飛ばしても風景の変わらないコーンフィールド（トウモロコシ畑）で、これでは量・価格でかなわないと心底思い至りました。ただその育成法は空から害虫予防剤や肥料の散布など何とも大雑把な農業だなと思ったものです。さてその産物は日本人にあっているでしょうか？　中国の空も何回も飛んでとん

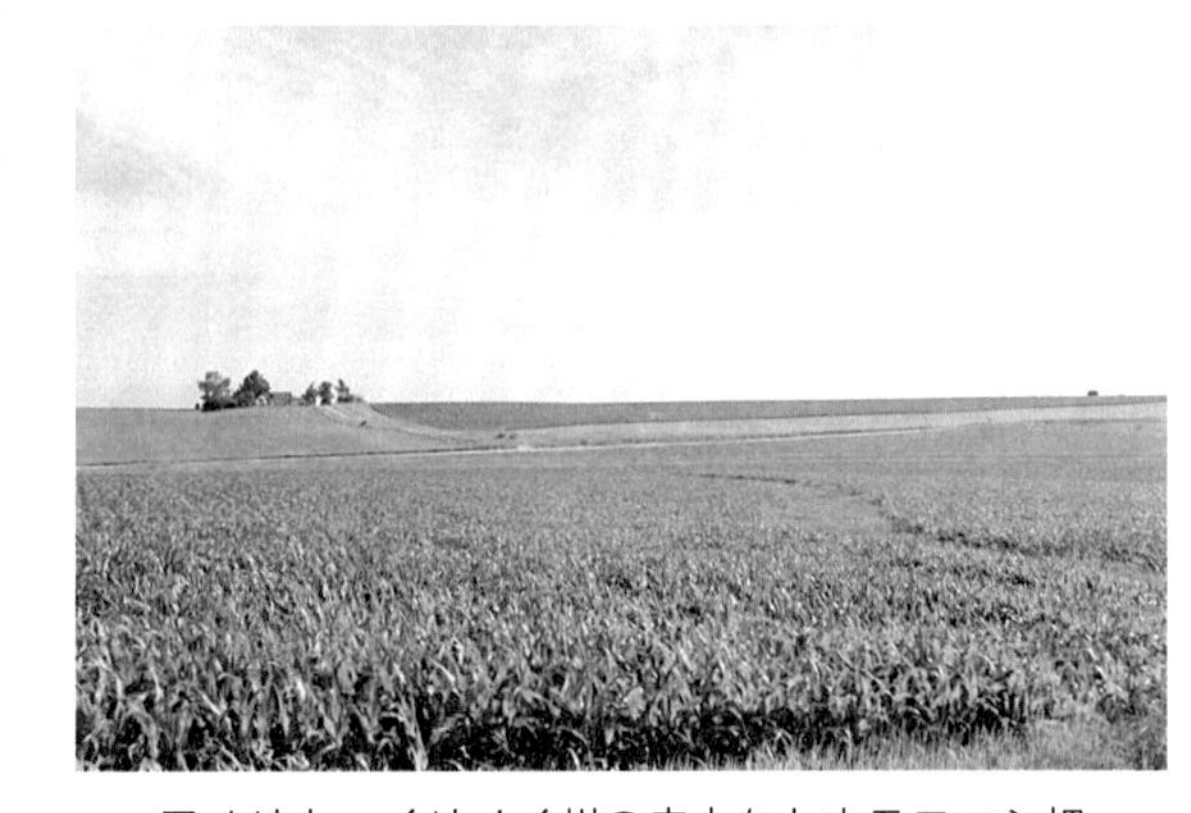

アメリカ・イリノイ州の広大なトウモロコシ畑

でもない広大さに驚いたものでした。詳細は省略しますが、その流通や野外販売所に並ぶ農作物やレストランの不衛生さには何とも言葉がありませんでした。

中国産の「餃子」に法定以上の農薬が混入して、その結果多くの日本の人々が健康被害にあったのは、記憶に新しい出来事でした。

それらの国は自国第一主義に夢中で、あらゆる手段を使用して世界の覇者たらんとしています。自国民を食べさせる食料産物があり、エネルギー、鉱物なども多くは自国で確保できる地勢が背景にあるように思えます。残念ながら現在の日本には彼らに対抗する国土、資源がありません。そこでどうするか？が問題です。

日本のエネルギー確保への想い

ここで絶対的に不足のエネルギー問題について、横道にそれますが触れてみたいと思います。

先ず、海洋資源や国内にまだ開発されていないエネルギーや希少鉱物資源の発見や、開発を進めることは必須です。例えば、房総半島の南関東ガス田はメタンガスが地下水に溶けて存在する水溶性ガス田で、可採埋蔵量は三千六百八十五億立方メートルあり、日本全体で使用される量の三年分という報告もあります。またレアメタルがある所（国家機密でしょう）では採取可能という報道もありました。

日本のエネルギーの自給率は十一・八パーセント（世界三十四位）で、相当低いランクにあります。いわゆるグリーンエネルギーについて、多くのプロジェクトが進んでいます。

工学部の先生にお聞きした話ですが、太陽光発電では、振興のために国策により電力の買い取りの補助もありますが、光を受けるパネルが数年間で塵埃に覆われ、発電効率は低下して、塵埃を綺麗にするのに相当な費用が要るとのことです。また風力発電についても、色々な障害が報道されています。先生によると火山国を利用した地熱発電が一番効率良いとのことですが、波動や海流発電、その他牛から採取されるメタンガスの利用もあるようです。また化石燃料によるエネルギー政策は、地球温暖化への影響から減じざるを得ず、目下原子力発電では諸論が検討されていることはご存じのとおりです。有事の際の安全性と放射性廃棄物の処理が主な問題になっていると理解しています。

鉱物・エネルギー資源が全く無いに等しい日本が、この混とんとした世界で生き抜くにはどうすればよいのでしょう。二酸化炭素を排出しないクリーンエネルギーを自前で調達できるまでは、資源国と平和に連携し、化石燃料に頼らざるを得ないのも事実でしょう。

今、コロナの感染に関して少し愁眉を開きつつある世界的状況の中で、外国人を呼び込む観光産業が日本の立て直しの主流であるという風潮がありますが、その流れに抵抗感があるのは私だけでしょうか？　目先的には即効性があるかもしれませんが（お金が入ってくる）、過去でも年間数兆円以内の収入増加であり、日本人の国内旅行の出費の数分の一でしかありません。日本人がまだ足を向けていない各地の名所旧跡や日本が誇る固有の文化を巡れば、他国に頼らず観光業としての収入は得られるのです。

要するに国内のお金（個人現金・預金は千兆円を超え、個人金融資産は二千兆円以上と言われています）をどう回すか知恵を絞ればいいのです。

観光地の先端を行っているベニスなどでは、オーバーツーリズムといって、街は外国人に占拠され、住民の日常生活は多くの不利益を被っているという報道もあります。最近ではわが国でも京都が観光客に占領され、府外へ移住している住民の方々がいるというニュースにも接しました。

まず日本人がまだ知らない美しい日本の伝統を再認識して国内を旅するのが、外国人がお金を落としてくれるという理由だけで呼び込むより先ではないでしょうか。

ただ最近変わったなと感じるのは、外国観光客の一定の人たちは、日本の地方文化を体験したい、地方の特産物の製造に携わってみたい、地方独特の食事を味わいたいなど、いわゆる名所旧跡や美しい場所を訪れてみたいという従来の目的と異なった理由で日本を訪れる旅行者が増えつつあるという事です。地方に根付く伝統的に受け継がれた文化に接したいと言う、日本人の本質に迫るビジターは大歓迎です。

その魅力に心を寄せて日本に長期滞在する、あるいは移住する人もあると報道されています。

「お四国病」である私が魅了された弘法大師の足跡を歩く四国遍路も次第に世界に知られるようになり、巡拝の折、多くの外国のお遍路さんにもお会いするようになりました。

政府提言の安全保障

ここで参考までに、現在政府が提言している食の安全保障を補遺として記します。

(1) 国内の農業生産の増大—担い手の確保や農地の集積・集約

これについては農業担い手が高齢化に向かっているのをいかに若年者に参画してもら

うかです。最近の農業も大規模化、機械化しており、真夏の熱暑の中で田の雑草取りや下草取りなどの作業は少なくなって、若者にも参加しやすい環境になっていると思います。

スマート農業による生産性向上

ＡＩなどのＩＴを利用して、ビニールハウスの水・室温などの自動コントロール、田の水の自動調節、刈り取り精米の機械化などで身体的負荷を少なくする。

国産生産物の増産や国産への切り替え

人気・消費量の多い農産物を拡大生産し、輸入品の中には温暖化の中で日本で生産可能の食材も増えています。

輸出拡大にも対応した畜産物、果実の増産

先に述べた外国で歓迎される日本ブランド品を増産して、国外販路を延ばす方策を考え政府が支援する。

食育や地産地消の推進

日本人の食マインドを日本産食材に向け、地域の新鮮な食材のおいしさをアピール。

先ずこれから始めましょう。

⑵　輸入穀物等の安定供給の確保

現在の輸入相手国との良好な関係の維持・強化は当然。関連情報の収集・分析・定期的な情報発信などで恒常的なサプライチェーンとして維持してゆく。これはグローバル世界の中で日本が生き抜く政治の主な仕事と思っています。

⑶　備蓄の推進―米・小麦及び飼料穀物の適正な備蓄水準の確保

米は政府備蓄米の適正備蓄水準は百万トン程度、食料用小麦は国全体として外国産食料用小麦の需要量の二、三か月、飼料穀物は国全体としてとうもろこしなどの飼料穀物約百万トンを民間備蓄などが挙げられていますが、その実を挙げるのが政治なのではないでしょうか。

第三章　医療の安全保障

先ず誤解があればいけないのでお断りしますが、ここで言う医療の安全保障は、いわゆる医療事故や医療過誤、現場のひやり・ハットというものではありません。日本として医療面で将来の世界へのかかわり方について考えてみたいと思います。

ウイルス等の感染症対策

先ず、世界レベルで発生するウイルスや細菌によるパンデミックが挙げられます。三年余に渡って世界中で三億二千三百六十一万人が感染し、約五百五十三万人が亡くなったコロナウイルス感染症について、私見を述べたいと思います。

全世界（社会体制・宗教・主義主張・貧富の差等関係なく、人類すべてを含めたもの）が共同してウイルスの本態、感染力、重症になる危険度、死亡率、そしてそれを軽減する手段、隔離を含めて治療法、有効な薬剤、ワクチンの普及などの本質的な世界的なコンセンサスを得るために、総力を結集しなければ、人類は絶滅への道を歩むことになるでしょう。

繰り返しますが、未だ終息はしていない中、我々人類に大きな宿題を残し、解決方法を地球レベルで取り組むことが必要であることを突き付けました。

世界保健機関（ＷＨＯ）の強力なリーダーシップが十分に発揮されたとは言い難く、各国の指導者や社会体制の相異が今回のパンデミックを長期化させたことは間違いないでしょう。改めてＷＨＯの機能強化が必要であるし、信念と強力な指導力をもって対峙する人材も不足していた感があります。その点、国際社会で今後に向かって充実する必要は皆さんが認めるところでしょう。

五千万から一億人が亡くなった百年前のスペイン風邪以来のパンデミックと言われていますが、地球のどこかでは毎年インフルエンザ、麻疹、風疹などが局地的に発生して、その結果死者や重症者も出ています。今回のような、大規模かつ感染力の強いウイルスが再出現しないとは言えません。

地球温暖化で氷山あるいはツンドラが溶けて、未知のウイルスや細菌に人類が暴露される可能性を識者は指摘しています。その意味で同等かそれ以上の世界を巻き込んだパンデミックは発生しうると考えます。

今回のようなコロナ禍に際しては、既にシステムができているアメリカ疾病予防管理センター（ＣＤＣ）のような責任者・指揮命令系統・指揮権や対応手順・人員配置などが各国で整備されるべきです。ただアメリカ人の特性として、政府の指示に従わない人たちが予想以上に多い現実がありました。更に感染症専門家の育成が全世界レベルでできていなかった点で対応が後手に回った可能性があります。

医療の現場の対応も経験不足から一部の医療者にしわ寄せが行って、職場を離脱する人も出てしまいました。

日本においては、政府方針への適切な知識提供と医療現場への情報提供、ある時には指示を与える権限を持つ専門医チームの構成が強く求められます。今回の事案では政府への助言チームに、一線の現実と実態を共有する努力が不足していたように感じられました。

そこで提案ですが、今回の発生から終息までの一部始終を詳細に、政治の役割、専門家チームの構成と権限、医療の現場への情報発信、現場での対応の色々（多くの問題が喚起されるであろう）、治療薬やワクチンの製造から入手までの問題点、医療費・人件費らの出費と問題点、いわゆる後遺症の問題等々を時系列にまとめ、少なくとも患者を受け入れて大変な負荷がかかった医療現場へ報告資料としてまとめてほしいと願っています。膨大な分析・研究資料を得たのですから……。

次回同様のことが起これば、今回の資料を参考に国民も医療者も政府機関も効率的に動けるのではないでしょうか。

世界の大災害に対する医療人の対応

二〇一一年三月十一日に発生した東日本大震災の時に、世界各国から多くの医療団体が救急医療の提供を目的に、現場に入って被災者救済に大活躍されたことは強く脳裏に残っています。一方日本からも、ＤＭＡＴとして各県や日本赤十字・医師会単位で救済に当たりました。最近のトルコ大震災においても、日本から各種医療団体が現地に入って被災者の救出や治療に当たっている報道にも接しました。

これらの活動は、我々の知識や技術で必要とする人々に提供するＳＤＧｓを具体化する最たる現場でもあります。現場で危険も顧みず治療に携わっている医療人には頭が下がります。

最近の若者は、得てして自分の時間を犠牲にする救急の現場を敬遠すると聞いています。私は専門の脳神経外科で、重症患者に対応してまいりましたが、災害の現場の経験は多くないのです。医療知識や技術をもって、災害時などの時に社会貢献をしようとする決意を持った若い医者やコメディカルの方々の輩出を期待しています。

日本において過疎化が進み、医療人の高齢化や後継者不足のために、十分な医療を享受できない人々も社会問題になっています。離島や辺境の地に出向き、現場で診療にあたるいわゆる「赤ひげ先生」も日本中で求められています。都会だけに目を向けずに、是非医療の日が当たらない人々にも手を差し伸べてください。病気は突然発症することが多いのです。私自身二、三日の徹夜で、次々来院される急患に対応したことがあります。医師の働き方改革で診療時間も次第に限られてくるようですが、昔から医師は「聖職」とされ、人道上の高い義務意識を必要とされる職業です。健康を害した人には、シフトあるいは輪番制を組むなど工夫して、一部の医療グループに過大な負担が及ばないように躊躇なく対応をお願いしたいと思います。

医療後進国の人材育成

次に、いわゆる医療後進国への対応です。

健康問題は、世界の人々にとっても最も重要なテーマであることには変わりはありません。

　私が専門とした脳神経外科の診療においても、先進国と発展途上国には大きな医療提供の質と量に差があります。顕微鏡下手術の普及、ＭＲＩやＣＴなどの診断機器の普及、脳神経外科のスタンダードの教育を受けた医師の不足による格差は次第に小さくなってきているものの、まだまだ存在します。ＳＤＧｓを推進している世界の潮流からいうと、医療レベルの平準化は当然推進するべき方向だと信じます。

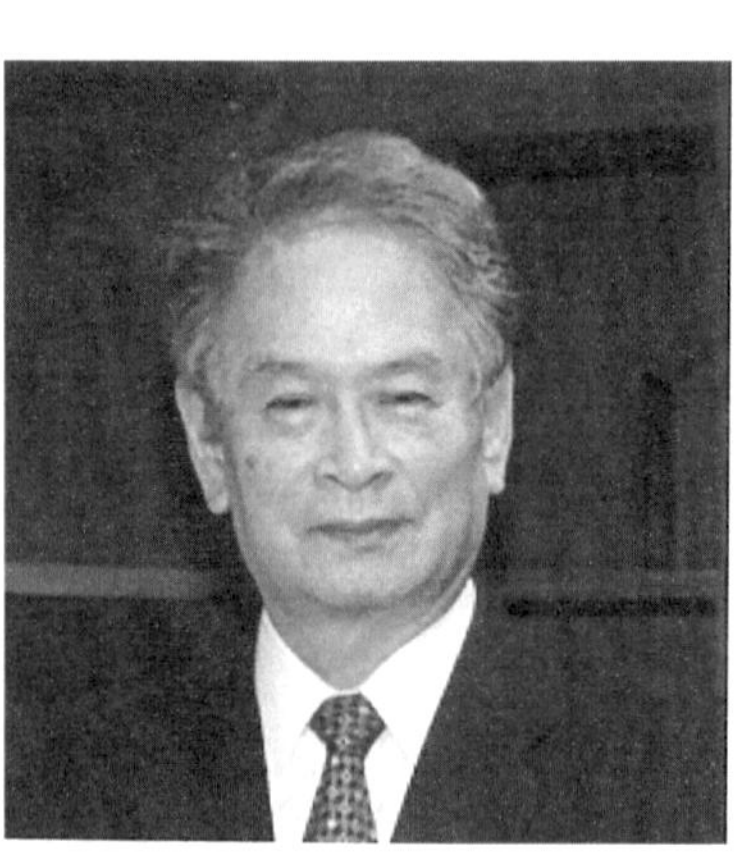
想い出の故神野哲夫先生。優しく温かい笑顔が忘れられない

　この問題を考える時、尊敬する故神野哲夫名誉教授（前・藤田保健衛生大学、現・藤田医科大学脳神経外科）を想起します。神野先生とは個人的にも長年お付き合いさせていただき、先生の医療後進国へのお考えには感銘を受けたものでした。拙著『続・近想遠望―出会いが人を創るそして、「時間」と「死」』を参照ください。

　先生は先ず、アジアの脳神経外科発展途上国の若い医者を育てる事へ情熱を傾けていました。先生はそれらの国の若い医師を日本に招聘して、学会形式で世界の医療レベルを教示し、また彼らに討論や手術見学などの機会を与え、大いに彼らを刺激していました。私も何回か途中からそのような会に参加して、途上国の若者に手術のビデオなどで提示させていただきました。彼らの渡航費、滞在費その他経済的な資金援助も大変な努力でされており、並大抵の情熱ではできない国際的な人材育成をなされました。先生ご自身そのような国へ出向き、講演や手術のデモンストレーションをして、脳神経外科の最新の知識と手術を広く教授されたのでした。海外訪問の折、神野先生のお話を、かの国の脳外科医からよく聞いたものでした。先生はそのような活動を日本国内のみならず世界の大家まで招聘して、遂には世界脳神経外科学会の終身名誉会長に指名されたのです。我が国のみならず後進国へも医師の心を伝えられました。

多くの日本の教授たちも参加され、その活動は広く国内外に及び、先生の蒔かれた種は今は大きく育っています。先生は残念ながら二年前逝去されました。二人で杯を傾け、日本や世界の脳神経外科の発展について語り合った時間を懐かしく思い出します。

私の国際医療人材育成

私は約三十年前、中国の大連で開催された国際脳浮腫学会に招聘され、講演する機会がありました。その時、西安の第四軍医大学の故易教授から留学生の受け入れを要請され、それ以来教授在任中に約十五名の医師を招聘して、カンファレンス、回診、手術、そして研究など幅広く指導してきました。

私の専門が脳損傷、脳浮腫、頭蓋内圧、脳低体温療法など脳外傷に関連があったので、広州や西安の軍医大学の若い脳神経外科医が臨床と研究に交互に留学してきました。英語でのコミュニケーションになるのですが、若い人ほど堪能な英語力を使って、教室のカンファレンス、回診、手術に立ち会い、研究に興味がある医師には機会を作りました。留学医もそれぞれ興味が異なり、その対応には私のみならず教室員もよく指導をしていただいたと思います。一週間に一度は英文でその週の得られた新しい知識やそれに対する感想を私に提出してもらいましたが、随分個人差があったものでした。無理を言って三年以上滞在した者もいましたが、それぞれに中国で活躍しているという報告をもらっていますので、私の所で学習したことが少しは役に立ったのではないかと思っていま

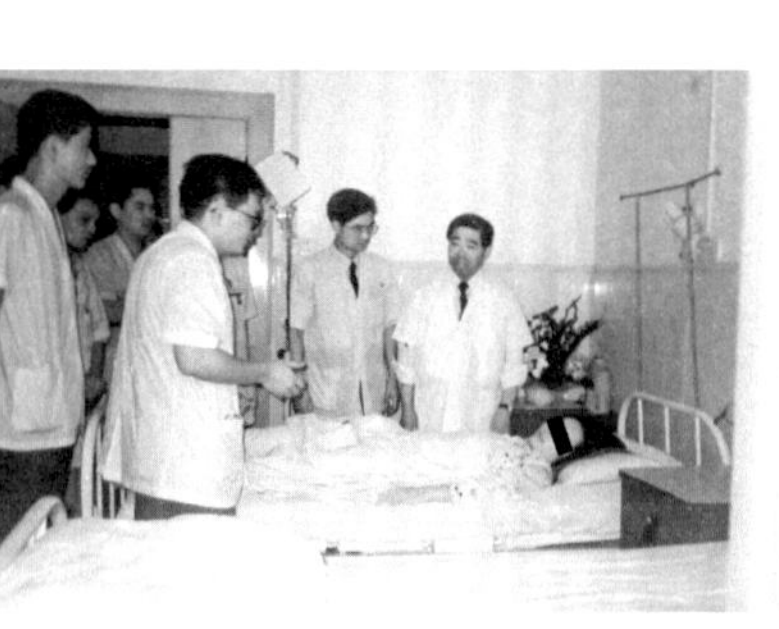

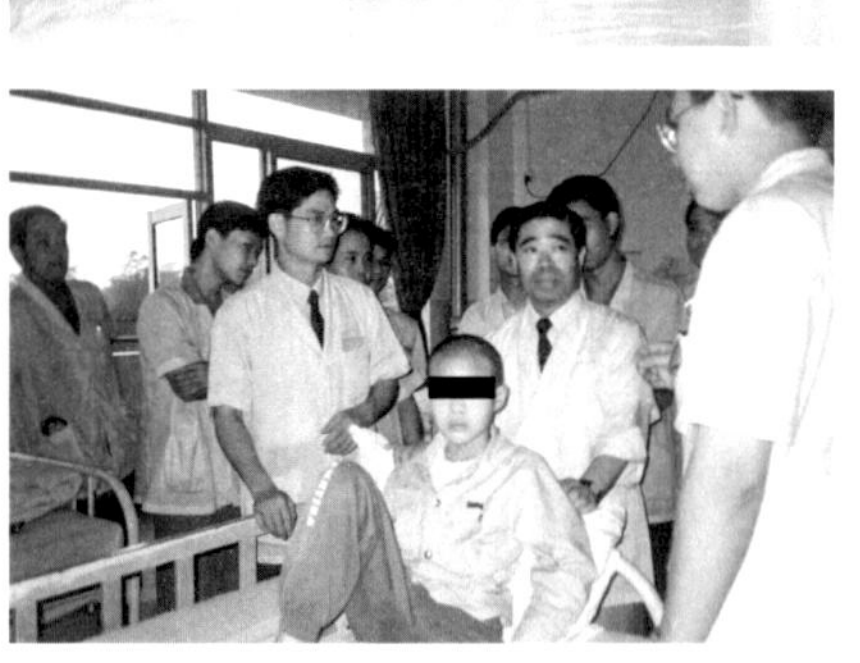

中国西安第四軍医大学での診療風景
（回診、手術）

す。中には、国際的に評価されている雑誌に論文が掲載された者もいました。確か彼は帰国後、北京で中国の研究の指導的地位につきました。その他、主任教授に就任し、かの国の若い脳外科医を指導しているとの便りもありました。

現役の教授時代、私自身何回も西安第四軍医大学や広州第一軍医大学へ赴いて、講演をしたり、回診、時には手術に立ち会ったこともありました。私に強い印象を与えたのは、彼らの熱い脳神経外科の最新知識に対する貪欲さでした。症例検討や回診でも多くの質問がなされ、楽しいアカデミックな時間を過ごしたと心満たされたものでした。その後の食事会では、乾杯の連続で温かいおもてなしに感謝したものです。この様にして私が撒いた一粒が少しでもかの国の脳神経外科の発展の一助になっていればと、本当に嬉しいのですが……。

ここ数年は、両国間の政情不安定やコロナ禍で交流は途絶えていますが、政治が介入すると医療の国際交流は非常に困難になります。医療世界では同じ目的でそれぞれの立場で努力を尽くしているのですから、早く交流の

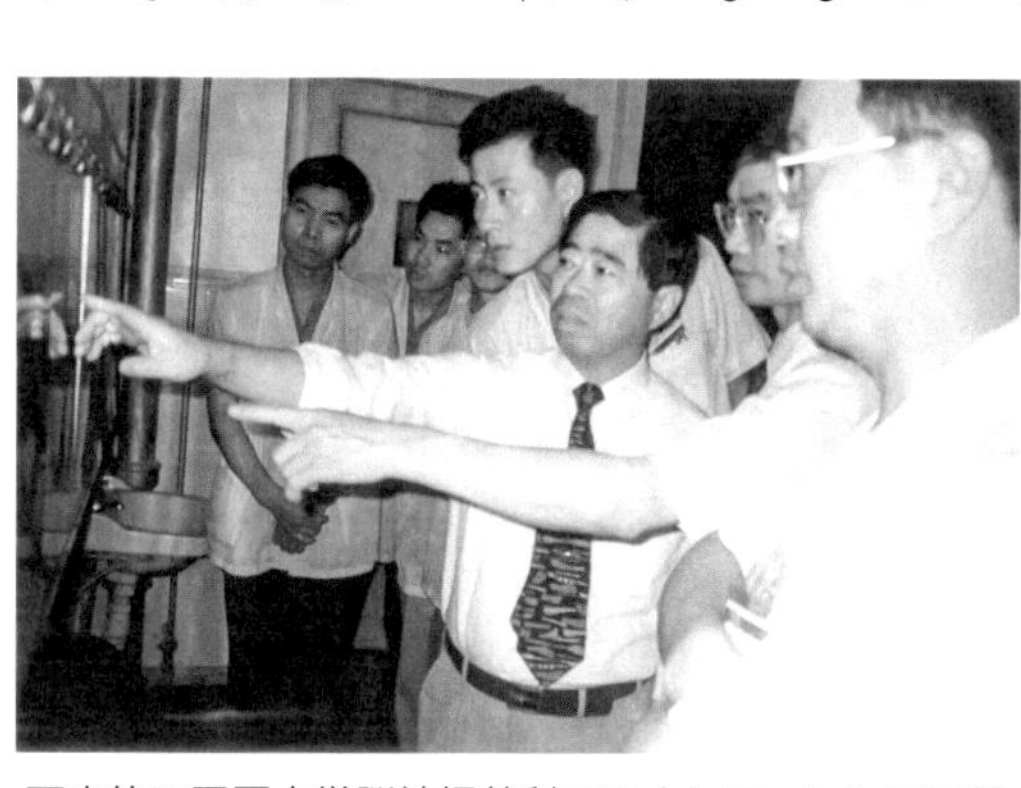

西安第四軍医大学脳神経外科でのカンファレンス風景

門戸を開いてほしいものです。

健康増進、疾病治療は全世界でそのノウハウを共有するべきで、最新の医療を享受する権利は世界中の人たちに平等にあるはずです。ＷＨＯや多くの政府や民間団体が目的達成に努力していますが、時間がかかっても最終的には地球人全員が健康であり、世界平準化された医療を受けられる社会を目指して、後輩たちの発奮を期待しています。

私ももう一度中国の教え子たちに会って、その後の彼らの活躍を直に聞きたいと希望していますが、現状では実現は望み難いかなと寂しく思います。中国は日本の十倍以上の人口を持っているので、手術症例も十倍あるはずです。従って彼らの腕も上がっているだろうなと期待しています。

今では一人一人の名前と顔を思い浮かべ、個々のある場面を思い出しています。

最近の基礎医学及びテクノロジーの進歩に対する私見

最近の基礎医学の進歩は目覚ましく、がんの例では、個々の患者さんのがん遺伝子を分析して、それをタージェットとして選択的に標的をたたく遺伝子治療が効果を挙げるようになりました。白血病では、ドナーとレシピエントのマッチングをして、合致した人の血液幹細胞移植治療も大いに効果を上げています。この様に薬物治療が主流になり、いわゆるオープンサージャリーが少なくなってきました。また手術では、内視鏡手術の手技が格段に向上し、昔ならすぐ開腹手術となる患者さんが、早期でしたら内視鏡手術により低侵襲で根治ができるようになりました。私の専門の脳血管疾患では、開頭による直視下顕微鏡手術よりカテーテルによる血管内手術が優位になってまいりました。

この様に患者さんにやさしい低侵襲の治療が一般的になったのです。

最近ＡＩの高度化により、例えば画像診断はむしろＡＩによる診断が臨床医より勝るとのレポートも出ています。ＡＩに最初にインプットするのは、その道のエキスパートとはいえ人間のはずですから、ディープランニングをすると言われているＡＩにも誤りはあるはずです。長年養ってきた臨床医の知識や、誤りの際に抱く微妙な違和感が大切であることは間違いないでしょう。

ロボット工学の進歩で、ロボットガイドによる手術、例えば手術支援ロボット・ダビンチによる前立腺手術、そして遠隔地でも操作できる遠隔地手術も既に導入されていると聞きます。私は一線を離れて十数年を経た浦島太郎状態ですが、ＡＩやロボットを駆使した医療には、医療現場の長年の研鑽と経験の裏打ちが絶対必要と思っています。それらを使いこなすのは、経験豊富な医師のみが許されるもので、実際、身に付いた臨床のセンスが無ければ、決して絶対的に信用できないと思います。

ＡＩやロボット下手術の安全性と精度を上げていく医師のたゆまない努力が、これからも常に要求されるでしょう。そうする事により、患者さんは安心して未来の医療に自分の命を委ねることができるのです。

高齢化社会のロールモデルに

日本は平均寿命が八十四・六歳の、世界一の長寿国です。という事は、高齢者医療の最先端を経験していることであり、高齢化社会の国際モデルとして世界は我が国の高齢者医療の在り方を注目していて、やがてそれに続くと思います。高齢者医療に対して必要な政治経済的なサポート、医療提供システム、いわゆる広範囲に及ぶフレイルの診療科の対応そして在宅医療、更に終末期医療など、まだまだ我々は勉強しなくてはならないし、日々それらの難問に対峙しているのが今の医療の現場だと感じます。

フレイルは高齢になると誰もが避けて通れない、死に至る道程です。例えば、脳機能から見ると認知症・脳血管障害・脳萎縮による物忘れ、平衡感覚障害、歩行障害、その結果の転倒転落など挙げればきりがありません。一番多いのは筋・骨格系（骨の脆弱化）の疾患で、多くの整形外科医が経験しているとおりです。事程左様に、多くの生体器官の老化に基づく疾患が顕在化してまいります。私も八十歳を超え、こんなはずではなかったのにと思う今日この頃です。

それらの多種多様な疾患に対してより良い医療提供体制を構築するとともに、本人の尊厳を守り、より患者さんが満足して生活できるように、一つずつアプローチしながら世界の高齢者医療をリードする責務があるのです。

既にＡＩホスピタルやＩＴを駆使した医療現場のプロジェクトがスタートしている現状は、どうなるのでしょうか？　不安ながら期待を抱かせてくれます。

終末期医療の在り方

この歳になると、近親者や先輩後輩の訃報に接する機会が多くなりました。

私自身は周囲の人々のご助力で色々な立場や職位を与えられ、それなりに全力を尽くしてきたと思っています。何とかより良い「死」を迎えたいと願っています。

四国遍路旅も、余力がある限り続けたいと願っています。その辺のことは、拙著『山の上の寺を目指した脳外科医』から『医師に宗教は必要か』の四著書に記していますので、お読みいただければ幸いです。

人生の終末期になられた人々の色々なアンケート結果によりますと、約六十パーセントの方々は、住み慣れた家で、家族に見守られてあの世に逝きたいと希望されています。然し現実は看病や介護の問題など家族の負担増が大きな壁になり、病院や老人施設で亡くなっているのです。

最期を迎えた人々が、あー良い人生であった、幸せであったと思える終末期の環境や場所を提供するのが理想でしょう。私も含めて現実の医療現場では、最後の息を引き取られるまで、生きていただく事に傾注し、ご本人の意に背いた医療提供がなされている事例を見てきました。今では医療者は当事者の意思を尊重して、「幸せな死」を迎えるように最善を尽くしてほしいと願っています。人はいつかは死を迎えるのですから……。四国遍路旅はそう教えてくれました。

第四章　これからの日本の形

混沌とした世界情勢の中で、日本の役割は何でしょう。

世界一安全な国

あるアメリカの調査によりますと、「訪れてみたい外国は？」の設問で、一番に訪れたい国は五十五パーセントのトップで日本なのです。あとにタイやフィンランドが続きますが、アメリカの人々は日本に来たいのです。欧米圏の旅行者のバイブルともいわれる『ロンリー・プラネット』が選んだ二〇二二年の地域別旅行先ランキングで、四国が世界で六位に入っています。その理由を調べてみると、日本の将来のあるべき姿が見えてくるかもしれません。

また私たちは余り気付かないのですが、二〇〇三年のニューヨークタイムズにこの一年で是非訪れるべき場所として日本で唯一四国が選出されたように、祖谷渓、石鎚山など外国の人々が魅力を感じるエリアが多いのです。その中で、スピリチュアルな出会いとして「四国へんろみち」が取り上げられ、愛媛の岩屋寺が写真入りで紹介されたのは、近い将来に十回目の結願を目指す私にはうれしいニュースでした。

世界中の人々から日本を訪れるのが、最大の希望になればいいのです。

その理由として、まず先進国では公共安全が最も良い事です。ちなみに二〇二三年、世界平和指数ランキングでは、アイスランド、デンマーク、フィンランドなどに続いて九位日本、十位スイスと報じられています。

あるアメリカの警備セキュリティ会社によると人口十万人当たり強盗および殺人を分析したワールド・ポピュレーション・レビュー（ＷＰＲ）「国別犯罪率」に基づいてつけられた安全点数で日本が一〇〇点満点中七・五一点で一位となり、世界で一番安全な休養地に選ばれました。次いでスロバキア、キプロスと続いています。因みに最も危険な休養地は〇・八一点の南アフリカ共和国で、アメリカ、スウェーデンと続いています。この報告に表されたように、世界は日本を治安の良い国として認めています。

私が米国で生活した約五十年前には、シカゴのダウンタウンへは夜は絶対行かないことと注意されました。確かに危険な目にも合いました。当時は銃と暴力・盗みの世界でそれは毎日働いた医療の現場からもよく分かる事でした。現在は夕刻以降もダウンタウンを散策する人々を見ますし、当時と比べて治安は数段良くなっています。然し報道でもよく目にするように、現在も米国市民は銃や暴力に不安を抱えています。

よく覚えていますが、かつて留学中にお世話になったボスが訪日されたとき、東京で夜十一時でも若い女性が一人で街中を行き来しているのを見て、大丈夫なのかと不思議がっていたものです。日本は先進国では世界一安全な国なのです。ただ最近暴力沙汰や乱暴運転で交通事故を引き起こす輩が増えつつあります。然し優秀な治安国家たる日本の姿は将来も変わらないと信じています。

おもてなしの文化

日本人は伝統的に、他の地域から来たお客さんにやさしく親切なのです。その最たるものとして「おもてなしの文化」が日本の隅々まで行きわたっており、それが外国人には心地よいのです。私が滞在した米国では、レストランやホテルで隅に追いやられたり順番を後ろへ回されたり、目に見えぬ差別を受けたものです。

水道水が飲める国

水道水がそのまま飲料になることです。即ち、衛生上最も信頼されていることです。東南アジアや南アメリカ、アフリカを旅すると、大体胃腸を壊して体調不良になります。安全な水を飲めることは普通の事ではなく、一国の衛生上の安全を計るバロメーターになります。東南アジアを旅行した欧米人が口にする言葉が、「やっと日本に来て水道水が飲めるようになった」です。

歴史的建造物

伝統を伝える神社仏閣や文化財の白川郷のように、全国いたるところに日本の歴史を伺うことができる建物群があります。日本には文献上でも二千年以上の文化がありますが、例えば米国は三百年に満たない歴史の国なのです。

独特の食文化

寿し、天ぷら、すき焼きなどは国際的な食になりましたが、地方には独特の食文化があって、それがまた彼らを喜ばせます。地方に出るとその地独特の食材と料理法があって、地域のしきたりと相まって外国の人々はとても魅力的に感じるのです。

先に述べたように、私は日本の観光地が海外ビジターによって蹂躙されるオーバーツーリズムには反対です。節度ある来訪者のおもてなしをして、将来**「世界のオアシス」**の国として、世界の本当に疲れた人々を癒す国になれば最高と思っています。幸か不幸か日本は外国と海を隔てており、空路あるいは海路でしか入国できません。その様な立地条件も、本国から隔離された国として心が解放されるのかもしれません。因みに日本人もよく訪れているハワイやバリ島など、海に囲まれた島が好まれているのです。

大の日本の理解者であり、我々の古来からの独特の文化や川柳、俳句、和歌そして落語や漫才のように、氏の言う第二文学を愛された故ドナルド・キーン氏のような造詣の深い文学者が、日本の伝統と文化の深さに感動されました。かのＩＴ事業の発展の礎となったアップル社の故スティーブ・ジョブスＣＥＯ（氏は日本の新版画のシンプルやエレガントさに魅了され、職人がデザイン部門からすべてをコントロールし、生涯をかけてものづくりをすることに、〝憧れ学ぶ〟と言っている）のような、世界の一級人らが我々より日本の本質を理解されているかもしれません。私たちはもっと母国に対する愛着と理解を深めなくてはならないとつくづく想うのです。

最後に戦後七十数年、平和国家として、世界の平和維持のためにあらゆる人材が日本を出て、いわゆる発展途上国や、大災害に見舞われたり政変で困窮した民に、手を差し伸べてきました。その為に巨額の資金を融通し、日本人ボランティアの人命も失われた不幸な事例もありました。にもかかわらず、戦後処理の事や先の大戦の責任を持ち出したりしている国もあります。時には私には無理難題に見えることもあります。日本は十分贖罪をしてきたと思っています。国家として、「ならぬことはならぬ」とはっきり拒絶し、確たる国の矜持をもってはっきり物言う国であって然るべきと思っています。

「毅然たる日本」の姿も、あるべき日本の未来なのです。

おわりに

本書では、私がいつも感じてきた日本人的な人を思いやる優しい心を持った後輩を育てるにはどうすればいいか、私が物心ついた時の記憶から、自然環境や人間環境の相異などが、何かヒントにならないかと思い記しました。日本人には伝統的に相手を想い、社会調和を優先させる遺伝子が脈々と引き継がれていると信じています。

次いで、ロシアによるウクライナ侵攻によって、世界は一挙に緊張し、すべての国が自国の安全保障を真剣に考えて行動するようになりました。その一つが「食料・エネルギーの安全保障」であり、「医療の世界」でも例外ではありません。将来に渡り解決せねばならない諸々の宿題があります。その他、日本の防衛、経済、金融、貿易、など多くの国と競合したり、渡り合わなくてはならない問題もありましょう。私の知識の及ぶところではありません。

最後に私がこういう国であって欲しいと願う姿を想い描きました。

八十歳になったから感じるのか、小さい時からの経験・失敗から感じるのか分かりませんが、これから生きてゆく人たちには理不尽な社会であってはならない、大きな世界の動きに飲み込まれ、また人類が繰り返してきた誤った世界に迷い込んではならない……。

いろいろ将来の在り方に思いを寄せています。私たちの子孫には子供の頃のひもじい日々を過ごしてほしくない。今の平和な日本がいつまでも続いて欲しいと心から願っています。然し世界情勢はそれを許さない方向へ進んでいく可能性は高いと思います。現実を見ると、どの世代も安寧な生活になれ危機感がうすく、今のある姿が享受できるのが当たり前のように見えるのです。もう少し国内外の危機に思いを寄せてください。

このような時代背景の中、拙文が少しでも次代を担う後輩に生きるヒントを提供できましたなら、こんな嬉しいことはありません。将来日本が再び輝く国になり、身の丈に合った世界貢献で世界中の人達から「日本で心癒したい」と思う、そういう「優しい国」の姿を思い浮かべています。

日本には世界に比して、国土は小さく、エネルギー源、食料自給力も低迷していますす。然し本書に記しましたが、日本には世界に誇る二千年以上の地域に根差した文化と世界に羽ばたく人材があります。現在の日本を根底から覆し新しい価値観を持った人材が、それぞれの方法で実践しているニュースにも接します。

現在私は心から彼らの成長に期待したいのです。どの社会・時代にも表と裏がありました。誰もが裏の消してしまいたい人生・時間を送ったこともあるでしょう。然し思うのです。それら全てが今ある自分・日本であり、あるがままの現実を受け入れなくてはならないのです。

「色即是空」が全てです。

私の四国遍路旅は、土砂災害のため通行不能の二、三の寺を除き、間もなく十回目の結願をさせていただきます。今秋には次の旅に出たいと思っています。この様にして人は一生歩み続けるのですね。

二〇二三年八月

長尾省吾

謝辞

本書を上梓するに当たり、本文の内容に懇切かつ詳細にご指導を頂きました敬愛する元香川大学学長　木村好次先生に深甚の謝意を表します。またＪＡ提供の資料の使用を快諾して頂いたＪＡ香川中央会会長　港義弘氏、仲介の労をとって頂いたＪＡ香川中央会　安藤裕昭氏のご協力にも心から感謝いたします。資料作成に当たり許可を頂いた農林水産省、外務省の広報部にも厚くお礼申し上げます。

本書の作成に終始御協力を頂きました美巧社の矢田智行様に感謝いたします。

参考引用資料

内閣官房行政改革推進本部事務局「国・行政のあり方に関する懇談会（２０１３年12月10日開催）第３回データ資料集【農業】」

https://www.cas.go.jp/jp/seisaku/kataro_miraiJPN/dai3/siryou4.pdf（２０２３年10月20日参照）

外務省「日本と世界の食料安全保障」２０１９年３月

https://www.mofa.go.jp/mofaj/p_pd/dpr/page23_002948.htmlより加工

農林水産省「知ってる?日本の食料事情２０２２～食料自給率・食料自給力と食料安全保障～」２０２２年12月

https://www.maff.go.jp/j/zyukyu/zikyu_ritu/panfu1.html#section01より加工

日経新聞２０２３年９月18日付「1億人の未来図」

https://www.nikkei.com/article/DGXZQOUB285E40Y3A820C2000000/

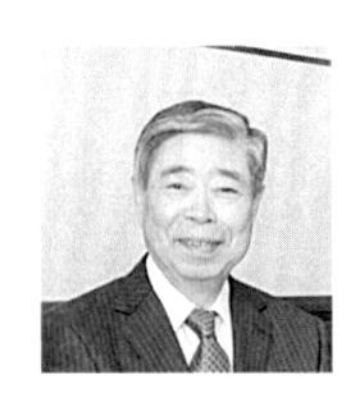

長尾　省吾（ながお・せいご）

昭和42年３月　岡山大学医学部卒業
昭和43年４月　岡山大学医学部附属病院脳神経外科教室入局
昭和49年７月　岡山大学医学部助手
昭和50年11月　岡山大学医学部附属病院助手
昭和51年12月　米国留学（イリノイ州クックカウンティ病院脳神経外科研究員　米国・シカゴ）
昭和57年４月　岡山大学医学部附属病院講師
昭和61年10月　香川医科大学医学部助教授
平成３年７月　香川医科大学医学部教授
平成15年10月　香川大学医学部附属病院長
平成20年４月　香川大学名誉教授
平成20年６月　JA香川厚生連代表理事理事長
平成20年９月　香川県医療政策アドバイザー（委嘱）
平成23年10月　香川大学学長
平成29年９月　香川大学学長退任
平成29年10月　JA香川厚生連顧問
平成30年11月　瑞宝中綬章
令和３年12月　農協人文化賞

医学博士（昭和51年）。日本脳神経外科学会特別会員。日本脳卒中学会専門医（20030069号）。日本脳神経外科学会監事・評議員。日本脳卒中学会評議員。日本脳循環代謝学会名誉会員。日本脳卒中の外科学会特別会員。日本脳腫瘍の外科学会名誉会員。

近想遠望Ⅲ

レイズ ジャパン アゲイン―食料安全保障、医療そして子供の育成

2023年11月27日　初版発行

著　者　長 尾 省 吾

発行所　株式会社　美巧社

〒760-0063　香川県高松市多賀町１-８-10
(TEL) 087-833-5811　(FAX) 087-835-7570

印刷・製本　株式会社 美巧社

ISBN978-4-86387-184-7C0023